\現役助産師がすすめる/

妊婦とベビーと新米ママのための

アロマセラピー & ベビーマッサージ

開業助産師／アクエリエル・グループ代表
カーティー 菅田 倫子

はじめに

　この本で取り上げているアロマセラピーとベビーケア（バランシングセラピーとベビーマッサージ）は、妊娠・出産・育児中に、お母さんと赤ちゃんが気軽に日常生活に取り入れられることを目的としています。日常のケアに代替療法とされるアロマセラピーを使用し、マイナーなトラブルに自分で対処でき、予防的ケアができることによって健康増進を図ります。また、赤ちゃんへのケアに取り入れることによって、毎日楽しみながら育児を行い、成長を促すことができることも目的としています。

　このような目的に使用するアロマセラピーは、一定以上のクオリティーが必要になります。正しいアロマセラピーの知識と使用方法を学び、より快適な生活を送るのに役立てましょう。また、この本では、手軽に日常生活に取り入れることのできるアロマセラピーの使用方法について具体的に説明しています。

　敏感で繊細な赤ちゃんや妊婦さんに使えるということは、これらの知識は、一般の方すべてに使用できるということがいえます。本書の情報はまた、医療従事者にとっても活用できるレベルのものです。日常生活に取り入れて、健康増進や周囲の方々の日常ケアにお使いいただければ、素敵な香りに包まれた快適な毎日をお過ごしいただけると思います。

　また、ベビーケアとして取り上げているバランシングセラピーやベビーマッサージは、赤ちゃんのトラウマを開放し筋肉の緊張を調整することによって、心身ともにバランスのとれた成長を促すために有益です。保護者と赤ちゃんが触れ合うことによって、絆を深め、よりよいコミュニケーションがとれるよう働きかけます。

　妊娠・出産・育児の時期を、より健康的により楽しく、愛情あふれる触れ合いと香りに包まれて過ごせますように。

芳香と癒しの世界にようこそ！

もくじ
contents

はじめに… iii

第1章 …1
アロマセラピーの基礎知識

アロマセラピーってどんなもの?
香りで癒すアロマセラピー…2
アロマセラピーの歴史…3
日本でのアロマセラピーの現状…4
本書で取り上げるアロマセラピー…4

アロマセラピーのしくみ
芳香成分の働き…6
香りの解剖生理学…7

アロマセラピーの主役、精油
精油(エッセンシャルオイル)とは…11
精油の作用…12
本書で使用する精油…12
どこで精油を手に入れるか…14
妊娠中・出産後に使える精油…18
よく使う精油とその効用…22

精油に混ぜる基材いろいろ
精油との相性バツグン キャリアオイル…34
　キャリアオイルの成分…34
　キャリアオイルの選び方…36
　代表的なキャリアオイル…36
粘りのあるベース　ジェル基材…39

精油と水との橋渡し役　乳化剤…39
　乳化剤の種類…40

赤ちゃんから使えるハーブウォーター
ハーブウォーターってどんなもの?…43

気軽に使える穏やかなハーブティー
妊産婦におすすめのハーブティー…45
ハーブティーブレンド…50

コラム
◆「ケモタイプ」までこだわる理由…13
◆妊産婦の皮膚トラブルをアロマセラピーで解決…21
◆アロマセラピーには使えないオイル…38
◆注意!乳化剤として使用できないもの…41
◆ハーブティーでバスタイム…52

第2章 …53
アロマセラピーに挑戦!

精油のルールを学ぼう
精油の使用濃度…54
注意が必要な精油の種類…56
精油を取り扱う上での注意…56
使用前には必ずパッチテストを…57
嫌な香りは「NO」の合図…57

基本の使い方あれこれ

直接吸入…58

蒸気吸入…58

アロマポット・アロマランプ…59

ディフューザー・アロマストリーム…59

スプレー…60

沐浴…61

ブレンドオイルによる皮膚塗布…62

水溶性ジェルによる皮膚塗布…62

クリームや乳液による皮膚塗布…62

お役立ち精油ケアグッズを作ろう

ルームコロン・スプラッシュコロン…65

簡単保湿　ラベンダーローション…66

簡単ハニーウォーター…66

沐浴、手浴、足浴ブレンド…67

マッサージ用ブレンドオイル…67

ファーナスクリーム…68

蜜蝋クリーム…68

お悩み別、簡単レシピ

妊娠中…70

保湿／妊娠線予防／皮膚掻痒感／つわり／妊娠中のストレス・不安／自律神経失調症／激しい不安、ストレス、不安症／不眠症／神経的疲労または肉体的疲労／神経性頭痛／風邪／熱の花または帯状疱疹の初期症状／便秘／筋肉のひきつれ／会陰部の柔軟化

出産…82

子宮収縮強化／陣痛促進／出産への精神的準備／緊急帝王切開のあと、またはトラウマの強い出産後

産後…84

産後うつ／乳糖亀裂／乳腺が詰まった場合

乳幼児(生後3か月〜6歳)…86

風邪／免疫力を高める入浴／のどの炎症／急性耳炎／耳炎／便秘／不眠／リラックスのための入浴／免疫を高めるための入浴／歯が生え始めたころのぐずり、興奮を鎮める／ハチに刺された場合／鼻血／吐き気、乗り物酔い／興奮・発熱／ストレス・神経過敏

その他、役に立つ日常のレシピ

手軽な味方、ハーブウォーターを使おう

ハーブウォーターの品質…93

手軽なケア用品の作り方と使い方…94

お母さんと赤ちゃんによく使われるハーブウォーターとその使い方…95

コラム

◆空気の殺菌には噴霧器が正解…61

◆なにかと便利な蜜蝋クリーム…64

◆マッサージで使用したタオルや衣類は取り扱いに注意!…67

◆香りの好みも大切なポイント…69

◆ちょっとコメント●風邪の対処…79

ν

第3章 …99
バランシングセラピーと
ベビーマッサージ

触れることの大切さ
- マッサージの歴史…100
- 日本でのベビーマッサージ…101
- タッチで心身のバランスを整える…102
- 赤ちゃんへのマッサージの利点…105
- 障害のあるベビーへのマッサージ…106

バランシングセラピーを
やってみよう
- バランシングセラピーってどんなもの?…108
- 最適な時期と方法…109
- バランシングセラピーに挑戦しよう!…109

ベビーマッサージとは?
- ベビーマッサージに最適な時期…118
- ベビーマッサージに使用するオイル…119
- 症状のある皮膚のケア…121

胎児と赤ちゃんの発達
- 胎児の成長…123
- 赤ちゃんの成長…124

コラム
- ◆生まれる前&誕生直後からできること…103
- ◆ベビーマッサージクラスへようこそ!…122
- ◆抱くことは、「愛情のメッセージ」を伝えること…130

第4章 …133
ベビーマッサージを
実践しよう

あわてないための準備と心がまえ
- ベビーマッサージの準備物品…134
- 部屋の準備…135
- マッサージをする人の準備…136
- アドバイス&注意点…136
- マッサージしてはいけない場合…138
- マッサージを楽しみましょう…138
- ベビーマッサージ終了後…139

ベビーマッサージにチャレンジ!
- 準備運動…140
- 腕と手…146
- おなかと胸…149
- 脚…150
- 背中…155
- 終わり…158

第5章 …159
ママのための簡単エクササイズ

赤ちゃんと一緒にエクササイズ
- 背筋のストレッチ…160
- 背筋と胸筋…161
- 手足と背骨のストレッチ…161
- 大腿と腹筋のストレッチと臀部の収縮…162
- 腹筋と胸筋…162
- ウエスト…163
- 腕から脇のストレッチ…164
- 胸筋のストレッチと背筋の収縮…164
- 上半身のストレッチ…165
- 骨盤調整と背中から首のストレッチ…165
- 赤ちゃんの抱き方…166

**アロマセラピー&ベビーマッサージの
よくある質問**…168

購入のためのtips／文献目録…170
感謝をこめて…171

第1章
アロマセラピーの
基礎知識
Aromatherapy A to Z

　この章では、アロマセラピーを楽しむにあたってまずアロマセラピーの基本的な知識を正しく学ぶことを目的としています。

　実際に使用する前に、アロマセラピーで使用されている精油や植物油、そのほかの基材や精油の元となる植物から得ることのできるハーブウォーターやハーブティーについて幅広くその成分や期待できる効果、その使用方法などをわかりやすく説明していきます。

アロマセラピーってどんなもの？
What is Aromatherapy?

　アロマセラピーって香りがいいもの。その香りを使って心と身体に働きかけていくことは知っているけれど、実際にはよくわからない。だけどいろいろ使っている。そんな方におすすめなのがこの本です。みなさんの疑問にひとつずつ答えながら、ステップアップ学習していきましょう。

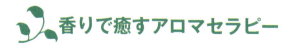

香りで癒すアロマセラピー

　アロマセラピーとは、ギリシャ語でスパイス（香辛料）や香りを意味する aroma と、治療や療法を意味する therapy を合わせたもので、芳香療法（英語名：aromatherapy ／フランス語名：aromathérapie）と呼ばれています。日本語でアロマセラピー（英）やアロマテラピー（仏）とどちらで呼んでも構いませんが、本書では「アロマセラピー」と呼ぶことにします。

　森林浴をしたり、お花の香りを嗅いだり、お茶を飲んだりということもアロマセラピーといえます。これらを行うことで、リラックスやリフレッシュするのはもちろんですが、実際には森林浴ではその芳香成分の中に鬱滞を除去する成分が、そしてお花の香りには鎮静作用をもたらす成分が入っているために、気持ちだけでなく、身体にも作用をするのです。

　そして、もちろん芳香療法という呼び名から、ご自身にとって香りが心地よい「芳香」でなければ意味がありません。一般的に良い香りとされているものが、自分にとっていやな香りだったり芳香と感じられない場合には、どんなに効果が期待できる成分を含む精油（エッセンシャルオイル）を使用しても、残念ながら十分な効果を得ることはできないのです。逆に、

自分にとってとてもよい香りと感じられる精油は、微量に含まれている芳香成分がご自身にとってその時必要な成分である場合が多くあります。

このように、「芳香療法」とは、ご自身の感覚を信じ、自分で自分を癒すためのツールとして使うものなのです。

アロマセラピーの歴史

香りが利用されていた歴史は古く、紀元前 3000 年まで遡ることができます。古代エジプトでは、宗教的な儀式や医療そして化粧品としてすでに精油が使用されていました。シダーウッドやミルラはミイラの防腐剤として使用され、クレオパトラは香水や入浴に特にバラを好んで使用しています。

西暦 100 年ころには、ギリシャの医師、ディオスコリデスが『ギリシャ本草』という 600 種類以上の植物にかんする本を記し、10 世紀にはイブン・スィーナー（アヴィセンナ）が水蒸気蒸留法を発見したことから、現在のような精油の使用法が発展しました。中世から 17 世紀後半にはヨーロッパ全土でペストが猛威をふるいましたが、フランス・トゥールーズでハーブを漬け込んだ酢を全身に塗布し感染を免れた泥棒たちがいたという話から、殺菌消毒効果が広く認められるようになりました。他にも、ハーブを扱っていた庭師や調香師や香料商なども疫病を免れることが多かったという記述があります。

その後、芳香植物は 1900 年代から主にイギリスとフランスの 2 つの国で現在のアロマセラピーという分野として大きく発展しはじめました。

まずフランスでは 1928 年に、フランス人化学者ルネ・モーリス・ガットフォッセが精油を使用した療法を「芳香療法」と名付け、はじめてアロマセラピーという言葉を登場させた科学論文を発表し、1937 年には同名の本を出版しました。彼はある時、実験室の爆発事故で火傷を負い、その後両手が急速に広がるガス壊疽で覆われました。その時、ラベンダーのエッセンシャルオイルで一度洗浄しただけで、症状の劇的な改善をみたことか

アロマセラピーってどんなもの？ 3

ら、その後もエッセンシャルオイルの薬理作用について研究を続け、この本を出版したのです。その後、1964年には医師であるジャン・バルネが『植物＝芳香療法』を出版しました。

イギリスでは1961年に生化学者のマーガレット・モーリーが精油を植物油に希釈しマッサージする方法で、美容や精神面に役立てることを提唱しました。

これらの時代背景から現在では、イギリス式アロマセラピーとフランス式アロマセラピーに大きく分けられ、イギリスでは主に美容関係で広く使用され、フランスでは医療に取り入れられ医薬品として使用される流れとなりました。

日本でのアロマセラピーの現状

日本にアロマセラピーが最初に紹介されたのは、主にイギリス式のものであったため、美容分野やリラクセーションの目的で幅広く使用されていました。しかし近年では、アロマセラピーの臨床への応用の可能性が着目され、"メディカルアロマセラピー"と呼ばれるフランス式アロマセラピーが目覚ましく発展するようになりました。

本書で取り上げるアロマセラピー

もちろん美容やリラクセーションの目的でアロマセラピーを使用することもできますが、医療分野でのケアに適用するためには、エビデンスが必要となります。

フランス式アロマセラピーでは、エビデンスを得るために、内容分析された精油を使用しています。臨床データを研究するためには、使われた精油にどのような成分がどの程度含まれ、それによってどのような効果がも

たらされるのか、それらが化学的に裏付けられることが必要なのです（p.19 ケモタイプ参照）。

この本では、これらのデータが明確でエビデンスとして利用でき、実際に臨床現場で応用されているメディカルアロマセラピーと呼ばれる、フランス式アロマセラピーを実践していきます。エビデンスに基づいた臨床ケアを実践するために、これらの情報を利用することができるのです。

芳香療法は、香りがよいというだけではありませんし、「植物の力をもらう」といった信念による効能を期待するものでもありません。化学的に分析し、内容成分を理解したうえでその効能を期待して適材適所で使用するものです。

まずはご自身に使用し、心身ともに健康な状態になればそこから自然と湧き出してくるパワーが、周囲の方々を知らず知らずのうちに元気にする源となるでしょう。身体と心のケア、そして環境整備など周囲に使用することによって、芳香に包まれたバランスのとれた健やかな生活を送れるようになります。アロマセラピーは特別なものではなく、自然体で送る日常生活に溶け込んだ、生活になくてはならないツールとなることでしょう。

現在の西洋医療と手と手を取り合い、お互いを補い合うことのできる、統合医療のうちのひとつの療法として利用してください。

> アロマセラピーは治療ではありません。自己責任においての使用が原則となりますので、何か症状がある場合には医師の指示に従いましょう。

アロマセラピーのしくみ
How do the oils work on your body?

　アロマセラピーでは、精油と呼ばれる植物から抽出された芳香成分を使用します。ここではアロマセラピーに使用される精油に含まれる成分が、どのような経路を経て私たちの身体に吸収され、影響を与え、最終的に排泄されていくのかを簡単な解剖学を交えて理解していきましょう。

芳香成分の働き

　アロマセラピーでは、植物の花・葉・種子・実・根・果皮・樹脂などの部分から抽出された芳香成分を含む精油（エッセンシャルオイル）を使用します。ひとつの精油には、数十から数百種類の芳香成分が含まれています。それらの芳香成分が心と体そしてエネルギー体に働きかけ、バランスを整え、健康や美容そして生活全般に役立ちます。芳しい花を嗅ぐことで心が和んだり、森の中を散歩すると気分がリフレッシュされたりリラックスできるのは、もちろんその場の雰囲気からの影響もありますが、実際にはその周囲の空気中にとけ込んだ芳香成分が私たちの心と体などに作用することによってもたらされていることなのです。

　西洋ではハーブとして知られてきたこれらの芳香植物ですが、もちろん日本でも同様のものがあります。医食同源の考え方から、私たちは食事の中にこれらの芳香植物を取り入れてきました。また、祭事などに使われるお香なども、場の浄化や消毒のために使用されてきたもので、昔ながらの芳香療法と呼ぶことができます。

香りの解剖生理学

　メディカルアロマセラピーでは、精油がどのようなルートで体に作用するのかを知る必要があります。精油が投与された場合の体内代謝は以下のようになります。

まず精油の有効成分を身体に取り入れるには次の3つの方法があります。

　1　鼻から大脳辺縁系へ

　2　鼻から肺そして全身血流へ

　3　皮膚から血管そして全身血流へ

では、順に説明をしていきます。

1 鼻から大脳辺縁系への作用

　精油は香りの分子となって空気中に拡散されます。この香りの分子は、呼気と一緒に吸入され、鼻から嗅粘膜・嗅神経から嗅覚系を経て、大脳辺縁系に向かいます。この大脳辺縁系は、喜怒哀楽の感情表現に深くかかわる領域です。つぎに、海馬（記憶にかかわる領域）や視床下部（自律神経系・免疫系・内分泌系の恒常性維持調節機能をつかさどる領域）へと伝達されます。

　大脳辺縁系へと直行するこの領域は、食欲／性欲／睡眠／ホルモン／感情／記憶／創造力／直感といった反応に影響を与えます。さらに、大脳辺縁系に入った嗅覚刺激は、大脳新皮質にも伝えられ、香りに対する「意識」が作り出されます。このようなことから、精油の芳香成分は実際に人体の生理機能へ影響を与えるだけにとどまらず、精神機能へも大きく作用することがわかります。そのため、本人が芳香と感じる香りの精油を使用してケアすることも大変重要な要素となります。

アロマセラピーのしくみ　7

● 鼻と脳のしくみ

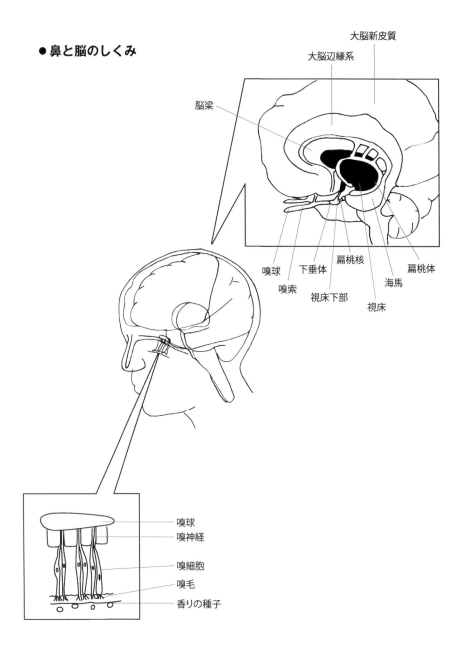

第1章 アロマセラピーの基礎知識

2 鼻から肺そして全身血流への作用

　香りの分子となった精油の芳香成分は、吸気と一緒に気管支や肺に直接作用します。肺から末端の肺胞を通過し、血液中に溶解し、各臓器や器官へ作用します。

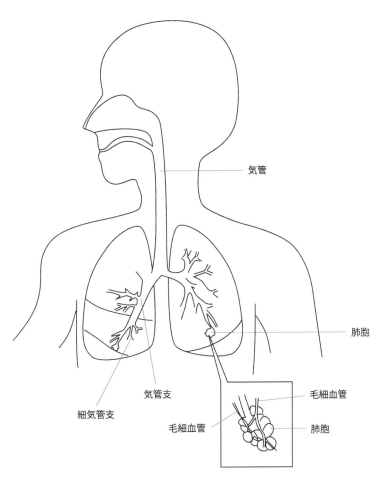

● 肺のしくみ

3 皮膚から血管そして全身血流へ

　精油は親油性物質という特質から、角質中の脂質に溶解し、容易に皮膚から吸収されます。皮膚にキャリアオイルに希釈した精油を塗布すると、その芳香分子は非常に小さな分子構造のため、表皮／真皮／皮下組織に浸透し、血液循環に乗り各臓器に達します。皮膚から吸収される精油の吸収速度はその精油の持つ芳香分子の分子量や脂質溶解度によります。

● 肌のしくみ

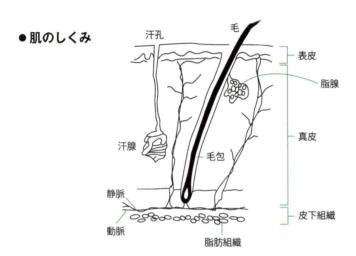

● リナロールと酢酸リナリルの血中濃度の変化

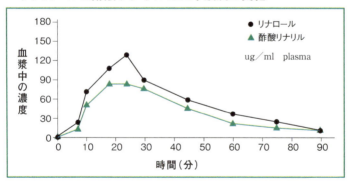

　以上のような経路で吸収された芳香成分は、腎臓／肺／皮膚から尿／呼気／汗となって排出されます。

アロマセラピーの主役、精油
Essential Oils : Basic Guidelines for Use

　精油（エッセンシャルオイル）を選ぶにあたりいくつか気をつけていただきたいポイントがあります。身体に吸収されてしまうものだからこそ、妊娠、出産、産後の女性や赤ちゃんに安心して使用できる芳香成分を含む精油やその時期を正しく理解し、使用しましょう。

精油（エッセンシャルオイル）とは

　精油は、ハーブ（薬草／香草）や樹木・果実などから芳香成分を抽出したものです。エッセンシャルオイルとも呼ばれ、芳香成分が油脂の中に溶け込んだ形で植物の中に存在しています。本書では「精油」として統一します。

　この精油は植物の中に数パーセントしか含有されず、一滴が一抱えものハーブに匹敵します。採取できる精油の量は、ハーブにより変化します。そのため、一般的に採油率が低いものほど高額となります。

　例えばローズの精油を1kg採取するには約4tものローズの花びらが必要になります。ラベンダーの精油1kgでは、花穂約160kgです。

　このように、非常に限られた量の精油は、植物が自らを害虫から守るためであったり、その逆に受粉のために昆虫を引き寄せるため、もしくは樹脂などの形で、傷口の保護やエ

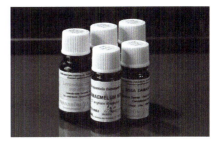

ネルギーの保護のために出していると考えられています。

　アロマセラピーでは、無農薬で栽培されたハーブから抽出した、100％天然の精油が含む芳香成分全てを使用することが大切です。何か付加したまたは除去したものは精油とは呼べません。含まれる成分全体を使った総合的な作用を期待して使用します。

精油の作用

　ある精油のもつ1つの成分が、その精油の発揮する作用の大きな要因であるといっても、その「有効成分」を単離したり合成したりすると、いっそうその効果が強まるかというと、必ずしもそうではありません。

　フランス人医師ジャン・バルネ博士は著書『芳香療法（アロマセラピー）』で、「自然の純粋なエッセンスは、その主要な成分よりも効力が強いことが分かっている。…（中略）…1904年、カスパート・ホールはユーカリ油の消毒力は、その主成分であるユーカリ・ブトール自体よりもはるかに強力であることを証明した」と記述しています。これは、主成分以外の諸成分が、主成分に対してコントロール効果を持つためと考えられています。精油に含まれる主成分を全て明らかにするとともに、その精油に対して何の操作もなされていないことが明らかであるものを使用することが非常に重要です。

本書で使用する精油

　アロマセラピーで目的に合った効果を期待するためには、その精油に必要な成分がどの程度含まれているのか確認できることが非常に重要となります。そのため、本書では「ケモタイプ」と呼ばれる、精油成分を分析した上で、それぞれの精油の特徴的な成分によって精油種類を区別している、

詳細なレベルにまでこだわった製品を推奨します。

精油の薬理作用を知るには、内容分析表が欠かせません。この成分分析がなされている精油を使用します。

「ケモタイプ」までこだわる理由

　アロマセラピーに使用される精油を採油する植物は、世界のさまざまな場所で栽培されています。植物が成長するにあたっては、栽培された場所の天候や害虫、土壌、栄養状態など多くのことから影響を受けます。それらの影響要因から、最終的に精油として採油された際に、その精油に含まれる成分も大きく影響を受けることになります。そのため、精油を採油した際に特徴的に含有する成分の名称によって「ケモタイプ」として同じ学名の植物から採油されても含有成分が違うことを明確にしておきます。つまり、同じ学名であっても採油された結果、含有成分が違っていれば、もちろん利用する際の特性も変わってくるため、安全かつ的確に使用するためには、この区別は非常に重要となるのです。採油され、内容成分が分析されてこそ、それらの内容成分に見合った効果が期待できます。

採油される植物の学名を特定し、精製されたあとに内容成分分析を行い特徴的な成分によってさらに分類する、それらがなされて初めて、精油を安全かつ安心して利用できるのです。

このクオリティーが守られている精油を利用することは非常に重要なポイントです。

ケモタイプ精油であれば、精油ひとつひとつのボトルに内容成分表が添付されています。それによって精油の有用な成分だけでなく、毒性や禁忌、使用上の注意についても明らかになり、精油を安全にそして効果的に使用することが可能になります。

　特にこの本で扱う、妊婦・産婦・産後の女性や赤ちゃんにとっては、細かな成分や禁忌を知ることは非常に重要で、見過ごすことのできない項目です。これらを踏まえて、より安全に安心して効果的に精油が使いこなせるようになりましょう。

どこで精油を手に入れるか

　デパートやアロマセラピー専門店もしくはアロマセラピートリートメントをしているお店などで直接購入することができます。

　購入される場合には、使用期限も考えてなるべく在庫を抱えていない回転のよいお店で購入しましょう。在庫をたくさん抱えていれば、当然商品も古くなり、お店に陳列している間に使用期限が来てしまう場合があります。店員の方にいろいろと質問をして、頻回に使用するような精油から少量ずつ揃えていくのがよい方法です。

●購入時のチェックポイント

　まず、精油を入手される場合に最初に確認していただきたいのは、精油の内容成分が分析されているかどうか、成分分析表が入手可能かどうかです。製品になる際に、クオリティーコントロールがしっかりなされている信頼のおける精油会社のものを使用しましょう。また、先述したようなケモタイプまで分類している精油であれば、当然分析したのちに分類していることが明白ですが、その他には以下のチェックポイントがあります。

●植物学名（ラテン名）で品種の特定がされている。
●蒸留部位（花・葉・根・実など）が明記されている。

- 蒸留したロット番号が明記されている。
- 生育地、または蒸留地が明記されている。
- 蒸留年月日が明記されている。
- 使用期限が明記されている。
- 内容量が明記されている。

　これらが明記されている精油は、遮光瓶に入っており、冷暗所に保管されているのが通常です。また、蒸留は1年に一度のことがほとんどですので、蒸留年月日表示が1年前の日付であっても、未開封で適切な場所で保管されていれば、5年間は品質に問題がないとされています。

　ただし、開封した場合には、通常1年以内に、酸化の早いかんきつ系のエッセンスは約半年をめどに、早めに使い切りましょう。

● 代表的な芳香成分類

芳香成分類	芳香分子	作用	代表的な精油	禁忌
モノテルペン炭化水素類	ピネン リモネン サビネン パラシメン	鬱滞除去 抗炎症作用 コーチゾン様作用 抗ウイルス作用 抗菌作用	カンキツ類（グレープフルーツ／マンダリン／ベルガモット／レモンなど） パイン アカマツ・ヨーロッパ	かんきつ系でフロクマリン類を含むものは光毒性
セスキテルペン炭化水素類	カマズレン ヒュムレン エレメン	抗炎症作用 抗ヒスタミン作用 鬱滞除去作用 鎮掻痒作用	ジャーマン・カモマイル タナセタム マスティックトゥリー ミルラ フランキンセンス	なし
芳香族アルデヒド類	ケイ皮アルデヒド	抗菌作用 抗寄生虫作用 抗真菌作用 抗ウイルス作用	シナモン・カッシア シナモン（樹皮）	原液塗布不可 6歳以下の乳幼児・妊産婦・授乳中の女性への塗布不可
モノテルペンアルコール類	ゲラニオール リナロール ボルネオール テルピネン-4-オール ツヤノール	抗菌作用 抗ウイルス作用 抗真菌作法 免疫調整作用 神経強壮作用	ローズウッド タイム・リナロール パルマローザ タイム・ゲラニオール タイム・ツヤノール ティートゥリー	なし
セスキテルペンアルコール類	パチュロール アトラントール ネロリドール	ホルモン様作用 うっ血除去作用 強壮作用 刺激作用	パチュリー ニアウリ CT3 シダー	ホルモン用作用のため妊婦・産婦への使用は避ける ホルモン依存性型ガン

アロマセラピーの主役、精油　15

芳香成分類	芳香分子	作用	代表的な精油	禁忌
ジテルペンアルコール類	スクラレオール フィトール	ホルモン様作用（おもにエストロゲン様作用） 強壮作用 刺激作用	クラリーセージ ジャスミン	エストロゲン作用のため、妊産婦への使用は避ける
エステル類	酢酸リナリル 酢酸ネリル 酢酸ベンジル 酢酸ボルニル サリチル酸メチル	鎮痙攣作用 神経バランス回復作用 鎮静作用 鎮痛作用 抗炎症作用 血圧降下作用	イランイラン クラリーセージ ラベンダー・アングスティフォリア カモマイル・ローマン カルダモン ウインターグリーン	なし ただし、ウインターグリーンはアスピリンと同様の働きをするためアスピリン禁忌の人への使用はできない
ケトン類	ツヨン ピペリトン カンファー クリプトン ベルベノン アトラントン	粘液溶解作用 脂肪溶解作用 胆汁分泌促進作用 胆汁排出促進作用 瘢痕形成作用	セージ ヒソップ ペパーミント ローズマリー・カンファー ローズマリー・ベルベノン ユーカリ・ポリブラクティア CT2 アトラスシダー ワームウッド ユーカリ・ディベス	神経毒性があるので乳幼児・妊産婦・授乳中の女性・てんかん患者への使用は禁忌
フェノール類	オイゲノール チモール カルバクロール	抗寄生虫作用 抗菌作用 抗ウイルス作用 強壮刺激作用	オレガノ クローブ タイム・チモール	刺激が強いので原液での塗布はしない 大量・長期使用不可
フェノールメチルエーテル類	チャビコールメチルエーテル Trans-アネトール	鎮痙攣作用 消化作用 抗ウイルス作用 抗炎症作用 抗真菌作用	タラゴン フェンネル バジル ディル	50%に希釈する
テルペン系アルデヒド	シトロネラール シトラール（ゲラニアール＋ネラール）	抗炎症作用 鎮痛作用 鎮静作用 誘眠作用	シトロネラ・ジャワ レモングラス リトセア レモンバーベナ ユーカリ・レモン	皮膚刺激が強く低濃度での使用を心がける
オキサイド類	1.8 シネオール リナロールオキサイド	去痰作用 抗菌作用 抗ウイルス作用 抗寄生虫作用	ラベンサラ ユーカリ・ラディアタ ニアウリ CT 1 シナモスマ・フラグランス マートル CT1 ユーカリ・グロブルス ローズマリーシネオール	なし

第1章　アロマセラピーの基礎知識

芳香成分類	芳香分子	作用	代表的な精油	禁忌
ラクトン類	芳香族ラクトン フロクマリン類 クマリン類 フタライド類	粘液溶解作用 脂肪溶解作用 瘢痕形成作用 抗ウイルス作用	グレープフルーツ レモン ベルガモット イヌラ	フロクマリン類は 光毒性

　たとえば、ラベンダーの精油について学習しましょう。実は、ラベンダーとひと言にいっても、以下のようにいろいろな種類があります。精油の種類によって内容成分が全く異なりますので、必ず学名を確認しましょう。

ラベンダー・アングスティフォリア　*Lavandula angustifolia*

　エステル類を 30 ～ 50%、モノテルペンアルコール類を 30 ～ 50%含みます。これらの成分により、鎮静・鎮痙攣作用や抗菌・抗ウイルス作用を持つことがわかり、不眠や疼痛緩和、皮膚の痒みや胃痙攣の鎮静化のために使えます。

ラベンダー・ストエカス　*Lavandula stoechas*

　ケトン類を 50 ～ 80%、モノテルペン炭化水素類を 2 ～ 10%含みます。これらは粘液溶解・脂肪溶解・瘢痕形成を促し、鬱滞除去や抗炎症作用を持ちます。火傷の傷痕を改善したり、痩身のために使用できます。

ラベンダー・スーパー　*Lavandula burnatii super acetate*

　ラベンダーアングスティフォリア種とラベンダースピカ種の交配品種です。エステル類を多く含み、神経バランス回復や鎮痙攣作用が期待できます。モノテルペンアルコール類のリナロールによりリラックス効果や抗菌・抗ウイルス・抗真菌作用など感染症に対する働きなども持ち併せます。適度な量のケトン類を含むことから、瘢痕形成も促し、筋肉弛緩作用からリラックスへと導きます。乳幼児にも安心して利用できます。

アロマセラピーの主役、精油

妊娠中・出産後に使える精油

　精油の芳香分子は非常に小さいため、それらが母体に取り込まれると、血中に入り、胎盤を通過して胎児に移行します。このため、妊娠中は妊娠週数の確認と使用禁忌、そして使用にあたっては精油の成分を十分に確認することが非常に重要です。妊娠の経過を追って、順にご説明します。

● 受精～妊娠 15 週末
　受精から、特にいろいろな器官が出来上がるこの時期に、母体の血液を通して精油を胎児に移行させてしまったり、催奇形性のある精油の投与は避けなければなりません。妊娠の可能性があるならば、精油の使用は避けましょう。

● からだの器官が形成される時期

	形成される器官	週目 3 → 4 → 5 → 6 → 7 → 8 → 9 → 10 → 11 →
外胚葉	中枢神経、末梢神経、感覚器(表皮を含む)など。	→ 背骨の原形ができ始め、神経が分化し始め、脳の原形もできてくる。　　→ 目・鼻・耳などの存在がはっきりしてくる。
中胚葉	循環器、腎臓、副腎皮質、脾臓、生殖器などの臓器。筋肉、骨、血管、リンパ管など。	→ 脊索ができ始める。　→ 心臓が形成されて心拍動が始まる。　　→ 内臓が発達しだして、手足の分化も始まる。　　→ 手の指がはっきりしてくる。　　→ 足の指が分かれる。
内胚葉	消化管や肝臓、脾臓などの消化器。呼吸器、甲状腺など。	→ 大腸、小腸などの前段階である原始腸管が分化する。　　→ 大腸、小腸ができ、呼吸器なども形成される。　　→ 胃の形が整い、肛門が開く。

18　第1章　アロマセラピーの基礎知識

● 妊娠 16 週～分娩

　この時期、母体に投与された精油は胎盤をとおして胎児に影響を与えます。胎盤を通過した精油の約 50％は直接胎児循環に、残りの 50％は胎児の肝臓を通過してから胎児循環に入るといわれています。この時期の胎児の肝臓には、薬物を代謝する能力があると考えられてはいますが、はっきりとはわかっていないのが現状です。そのため、この時期の精油の投与は非常に低濃度（0.5％程度）もしくは局部に対してのみ使用することが勧められます。

● 出産後：誕生～生後 6 週と授乳期

　生後 6 週までの赤ちゃんは母体から免疫をもらっています。もしもその免疫で対応できない症状があれば、それはアロマセラピーで対応をする範中にはありません。母乳中の薬剤の通過性は胎児とほぼ同様と考える必要があります。この時期の児は薬物を代謝する能力が不十分です。

　母乳中から哺乳により移行する精油は児の消化管を介することになるので、子宮内とは違う経路で血中に移行しますが、やはり神経毒性を含むなどの精油の投与は避けなければなりません。

アロマセラピーの主役、精油　*19*

● 妊娠 16 週～産後に使用できる精油リスト

用法用量を守って使用すれば、妊娠 16 週以降産後まで使える精油
アカマツ・ヨーロッパ、イランイラン、エレミ、オレンジ・スイート、カモマイル・ローマン、カユプテ、クエラ、コリアンダー、シトロネラ、シトロネラ・ジャワ、シナモスマフラグランス、ジュニパー、ジュニパー・モンタナ、ジンジャー、スパイクナード、ゼラニウム・エジプト、ゼラニウム・コルシカ、ゼラニウム・チャイナ、ゼラニウム・ブルボン、タイム・ツヤノール、タイム・リナロール、タナセタム、ティートゥリー、ディル、バルサムモミ、バレリアン、プチグレン、ブラックスプルース、フランキンセンス、ペッパー、ベルガモットミント、ベンゾイン、ポンデローザパイン、マートル CT 1、マスティックトゥリー、マンダリン、ユーカリ・ラディアタ、ユーカリ・レモン、ラブラドルティ、ラベンサラ、ラベンダー・アングスティフォリア、ラベンダー・スーパー、ラベンダー・レイドバン、リトセア、レモングラス、レモンバーベナ、レモンバーム、ローズ、ローズウッド、ローズマリー・シネオール、ローズマリー・ピラミダリス
光毒性に気をつけて使わなければならない精油
グレープフルーツ、オレンジ・ビター、レモン、ベルガモット

● 乳幼児・妊産婦・授乳中の女性への使用禁忌精油リスト

神経毒性・ホルモン様作用・通経作用・子宮収縮作用のため、乳幼児・妊産婦・授乳中の女性には使用しない
アトラスシダー、アニス、アンジェリカ、カラミント、オレガノ、キャラウェイ、クラリーセージ、クローブ、サイプレス、サンダルウッド、シダー、シナモン（葉）、シナモンカッシア、スターアニス、セージ、トゥルーバルサム、ナツメグ、ニアウリ CT1、ニアウリ CT3、ネロリ、パチュリー、パルマローザ、ヒソップ、ヒマラヤスギ、フェンネル、ペパーミント、ヤロー、ユーカリ・ディベス、ユーカリ・ポリブラクティア CT2、ラベンダー・ストエカス、ラベンダー・スピカ、ランタナ、ローズマリー・カンファー、ローズマリー・ベルベノン、ロックローズ、ワームシード、ワイルドキャロット
刺激が強いため、乳幼児・妊産婦・授乳中の女性には使用しない
オレガノ、シナモン（樹皮）、シナモン（葉）、マジョラムウインター、ユーカリ・ヴィミナリス、ユーカリ・グロブルス、ユーカリ・スミティー、ユーカリ・ポリブラクティア CT1

妊産婦の皮膚トラブルをアロマセラピーで解決

　妊産婦、とくに妊婦によくみられる皮膚の掻痒感は、時期に応じてさまざまな原因が考えられます。たとえばつわりの時期は、たびかさなる嘔吐により体内の水分が不足し、脱水状態となって皮膚の保湿力低下がみられることが原因と考えられています。また、皮下脂肪の少ない妊婦の場合、妊娠中期から後期につれて腹部皮膚が伸びることで、表皮内に侵入している神経線維の神経末端が刺激されて掻痒感が生じるということも。妊娠後期には、子宮増大により胆汁鬱滞性の肝障害によってかゆみが起こるケースもあります。

　かゆみの予防・緩和には保湿が第一です。掻痒感がひどい場合には抗ヒスタミン作用のあるものや抗炎症作用のある精油をブレンドするのもよいでしょう。ただし、妊娠中は体調が妊娠前とは違いますので、0.5～1%程度の薄いブレンドでかならずパッチテストをおこなってから塗布しましょう。（パッチテストは p.57 参照）

　精油のブレンドを使用する前に、ハーブウォーターで鎮掻痒作用のあるレモンバームやカモマイル・ローマン、またはカモマイル・ジャーマンを試し、同時に保湿のためにアルガンオイルやヘーゼルナッツオイルをお風呂上がりに塗布するとよいでしょう。それでも改善しない場合には、ブレンドオイルを使用してみましょう。第2章の悩み別レシピ（p.70）もご参照ください。

アロマセラピーの主役、精油　*21*

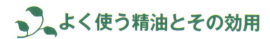# よく使う精油とその効用

　使用できる精油は用途や使用部位によって変化します。
　ここでは一般的に使用頻度の高いものを挙げますが、症状の緩和などの対症療法として、症状がある場合のみの使用とし、常用はしないようにしましょう。また、用法や用量も守り、自己責任で使用してください。何かあれば医師に相談しましょう。

アカマツ・ヨーロッパ
Pinus sylvestris：針葉

　α-ピネンやβ-ピネンを約50％含むため、森林浴効果が期待できます。モノテルペン炭化水素類を含み、抗菌作用やリンパの鬱滞除去作用があり、呼吸器疾患や抗炎症作用が期待できます。

イヌラ
Inula graveolens：花と茎葉

　エステル類の酢酸ボルニルが主成分で、痙攣を鎮め喘息のような痙攣性の咳に効果が期待できます。粘液溶解作用が非常に優れており、胸のあたりに蓄積した粘液を排出する力を持っています。

イランイラン
Cananga odorata：花

　鎮静／鎮痙攣作用のあるエステル類を多く含み、モノテルペンアルコール類との相乗作用によって、精神面での安定効果が期待できます。

オレンジ・スイート
Citrus sinensis(Ze)：果皮

　オレンジビターと同様の成分。ただし、フロクマリン類を含まないため、

光毒性の心配がなく使用できます。消化器系の働きを活発にし、精神安定効果も期待できます。

オレンジ・ビター
Citrus aurantium(Ze)：果皮

　モノテルペン炭化水素類のd-リモネンを含み、親しみやすい香りであるため、待合室や手術室や分娩室などの空気の浄化に最適です。エステル類など精神安定効果をさらに高める成分を含むため、他のオレンジよりより多く実際の処方では使用されます。光毒性に注意しましょう。

カモマイル・ジャーマン
Matricaria recutita：花

　花から抽出された精油は、独特の濃紺色を持ち、桜の葉にも認められるクマリンのような香りがします。これはカマズレン独特の色で、炎症を抑えます。その他、酸化物類のビサボロールオキサイドA、セスキテルペンアルコール類のα-ビサボロールにも抗炎症作用が期待できることから、痒みや炎症に少量の使用で効果が期待できます。ただし、キク科のアレルギーがある方への使用は控えましょう。

カモマイル・ローマン
Anthemis nobilis：花

　エステル類を多く含み青りんごのようなフローラルな甘い香りは鎮静・鎮痙作用や抗不安作用・リラックス作用など精神的サポートに優れています。刺激性も感作性も問題なく、ストレスや心身の痛み、緩和ケアなどにもブレンドに加えることで、子どもから老人まで幅広く問題なく使用できます。ラベンダー・アングスティフォリアよりも強い鎮静作用が報告されています。自律神経調整作用が強いことから、偏頭痛や緊張性の頭痛などにも効果が期待できます。ただしキク科のアレルギーがある方には使用は控えましょう。

グレープフルーツ

Citrus paradisii(Ze)：果皮

　モノテルペン炭化水素類の d- リモネンを 95％を含み、消化器系の働き を活発化させ、血圧降下や中枢神経抑制作用による鎮静・去痰・抗菌・抗 ウイルス作用があります。光感作への注意が必要です。

コリアンダー

Coriandrum sativum：種

　モノテルペンアルコール類の d- リナロールを 75％含むため、精神安定 や不安症などに効果が期待できます。モノテルペン炭化水素類とともに抗 菌作用が強く、各種感染症に効果が期待できます。

シナモスマ・フラグランス

Cinnamosma fragrans：葉

　酸化物類、モノテルペンアルコール類、モノテルペン炭化水素類を多く 含むため、各種感染症に効果が期待できます。とくに、 α -テルピネオール には抗アレルギー作用、抗喘息作用、鎮咳作用、抗菌作用、去痰作用など が期待でき、風邪など呼吸器系の疾患に効果があります。

ジュニパー

Juniperus communis：実付き小枝

　モノテルペン炭化水素類とセスキテルペン炭化水素類の鬱滞除去作用に より、むくみの改善が期待できます。さらにモノテルペン炭化水素の抗炎 症作用により、関節炎、腱鞘炎などに利用されます。

ジンジャー

Zingiber officinale：根茎

　セスキテルペン炭化水素類のジンジベレンを含み、消化促進作用が期待 できます。抗炎症作用も強く、安心して使用できます。

24　第 1 章　アロマセラピーの基礎知識

スパイクナード
Nardostachys jatamansi：根

　ヒマラヤの高地という特殊な生育環境から採取されるオイルであることから、精神面での治療に非常に有用とされています。鎮静作用／抗炎症作用があります。

 ### ゼラニウム・エジプト
Pelargonium asperum(Egypt)：葉

　モノテルペンアルコール類を含み、スキンケアに不可欠な精油です。バラの香りを持つため、人気の高いオイルの一つです。
　また、蚊が嫌がる香りと同時に、虫刺されの箇所に塗布することにより炎症を抑えます。

 ### タイム・ツヤノール
Thymus vulgaris CT4(Thujanol)：葉と茎葉

　モノテルペンアルコール類の trans-, cis- ツヤノールを含み、肝臓強壮作用があり肝臓の不調に効果が期待できます。また、広範囲の感染症に対して抗菌・抗ウイルス作用を期待できます。特にのどの痛みに非常に効果が期待できます。

 ### タイム・リナロール
Thymus vulgaris CT1(Linalool)：葉と茎葉

　モノテルペンアルコール類のリナロールを約80％含み、各種感染症に対しての効果が期待できます。また、中枢神経に作用し、鎮静・抗不安作用があり、神経障害や神経疲労に効果的です。

タナセタム
Tanacetum annuum：葉

　セスキテルペン炭化水素類のカマズレンを10％程度含み、抗アレルギー

作用、抗ヒスタミン作用、鎮掻痒作用が期待できます。炎症を抑える作用が非常に強いため、アトピー性皮膚炎などのアレルギー性疾患や痒みを伴う炎症に効果が期待できます。

タラゴン

Artemisia dracunculus：花と茎葉

チャビコールメチルエーテルを85％程度含むため、強い鎮痙攣作用を持つので、筋肉の痙攣やひきつれ、痙攣性の咳、胃痙攣などの各種痙攣を伴う疾患に効果が期待できます。ただし、敏感肌や乳児に使用の際は、かならずキャリアオイルで50％以下に希釈して使用しましょう。

ティートゥリー

Melaleuca alternifolia：葉

モノテルペンアルコール類やモノテルペン炭化水素類など抗菌／抗ウイルス作用を持つ成分を多く持つため、幅広い抗菌スペクトルを持ちます。また、テルピネン-4-olには精神面や副交感神経強壮作用を期待できます。

プチグレン

Citrus aurantium(Fe)：葉

エステル類を持ち、鎮静／鎮痛作用があります。またリナロールの働きにより、鎮静／抗不安作用が期待できます。太陽神軽叢に働きかけるので、精神的ストレスの緩和やごく少量含まれるアンスラニル酸ジメチルの働きにより強い抗不安作用を期待できます。

フランキンセンス

Boswellia carterii：樹脂

モノテルペン炭化水素を含み、鬱滞除去や強壮作用が期待できます。古くから宗教儀式に使用され、瞑想の際に神経を落ち着かせたり、精神面での作用を期待できます。

ヘリクリサム

Helichrysum italicum ssp. Serotinum：花と茎葉

　エステル類を30%程度含むことから、やや甘みを帯びたグリーン調の香りが特徴的です。モノテルペン炭化水素類やセスキテルペン炭化水素類を含み、うっ滞除去や血流改善が期待できます。もっとも重要な成分としてはケトン類のβ-ジオンを10%程度含むことで、血腫抑制作用が期待できると同時に、ケトン類でも最も毒性が低いことから、緊急性のある内出血や打撲などの場合には乳幼児や妊婦にも使用できます。ただし長期間継続使用は禁忌です。キク科のアレルギーのある方への使用は控えましょう。

ベルガモット

Citrus aurantium ssp.bergamia(Ze)：果皮

　モノテルペン炭化水素類を40%程度含み、空気浄化作用が期待できます。また、エステル類から不眠症や太陽神経叢の鎮静作用があり、ストレスに非常に有効です。フロクマリン類を含むため、光毒性に気をつけましょう。

ベンゾイン

Styrax benzoe：樹脂

　エステル類を多く含み、鎮けいれんや炎症を伴う皮膚疾患に効果が期待出来ます。安息香として古くから儀式に使用されていた香りで、神経系に対しても鎮静作用を及ぼします。
バニラのような香りは、コロンや香水作りに使用すれば保留効果も期待できます。

ホーウッド

Cinnamomum camphora CT (Linalol)：木部

　ラヴィンツァラのケモタイプでリナロールを多く含むため、ローズ系の香りでローズウッドの代わりにスキンケアなどによく利用されます。モノテルペンアルコール類のd-リナロールを97%含み、抗菌・抗ウイルス・

アロマセラピーの主役、精油　27

抗真菌・免疫調整・神経強壮・疲労回復などの作用が期待できます。乳幼児から妊産婦・授乳中の女性など幅広く利用できます。

ポンテローザパイン
Pinus ponderosa：針葉

　チャビコールメチルエーテルを含み、強い鎮痙攣作用が期待できます。消化促進作用も期待できます。α-・β-ピネンを50％程度含むため、無力症や交感神経の高ぶりを抑え、副交感神経の働きを活発化します。

マートル CT1
Myrtus communis CT1(Cineole)：葉

　酸化物類とモノテルペン炭化水素類類のα-ピネンを多く含むため、各種感染症に対して効果が期待できます。ラベンサラと同様、誘眠作用をもし、不眠症の改善に効果が期待できます。ストレスによる、交感神経の高ぶりを抑え、副交感神経の働きを活発化します。

マジョラム
Origanum majorana：葉と茎葉

　モノテルペン炭化水素類とモノテルペンアルコール類を主要成分とし、各種感染症に効果を期待できます。また、テルピネン-4-olにより副交感神経強壮作用を期待できます。塗布の場合には50％以下に希釈が必要です。

マスティックトゥリー
Pistacia lentiscus：葉付き小枝

　モノテルペン炭化水素類を多く含み、鬱滞除去作用が期待できます。α-ピネンは、低濃度ではストレスによる精神的発汗を減少し、末梢血管拡張作用により血流量の増大によって手先があたたまります。副交感神経の働きを活性化します。

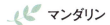

マンダリン

Citrus reticulata(Ze)：果皮

　モノテルペン炭化水素類の d-リモネンを含み、親しみやすい香りであるため、待合室や手術室／分娩室などの空気の浄化に最適です。少量含むアンスラニル酸ジメチルによって強い抗不安作用を示します。

ミルラ

Commiphora molmol：樹脂

　セスキテルペン炭化水素類を主成分とし、抗炎症作用や鎮痙攣作用を期待できます。古くから皮膚の炎症を抑えるものとして使用され、防腐作用を知られていました。床ずれなど皮膚の潰瘍にも効果が期待できます。また、深い悲しみを癒すなど精神的作用も注目されています。

ユズ

Citrus junos：果皮

　柚子の果皮を水蒸気蒸留して採油します。そのため、光感作の心配がありません。独特のユズの香りは、少し控えめに使用すると良いでしょう。モノテルペン炭化水素類のリモネンを75％程度含むことから、血管を拡張しうっ血除去作用が期待できます。

ユーカリ・ラディアタ

Eucalyptus radiata：葉

　1,8シネオールを75％程度含み、モノテルペン炭化水素類・モノテルペンアルコール類を多く含むため、抗菌・抗ウイルス・去痰・免疫刺激・活力増強作用など幅広く期待できます。ユーカリの中で最も刺激が少なく、乳幼児や高齢者にも安心して使用できる精油です。

ユーカリ・レモン

Eucalyptus citriodora：葉

　蚊忌避作用があるため、蚊よけによく使われます。テルペン系アルデヒド類を 70 ～ 85% 含むため、非常に優れた抗炎症作用と抗リウマチ作用を持ち、関節や筋肉のトラブルにも使用できます。

ライム

Citrus aurantifolia (Ze)：果皮

　柑橘系のエッセンスのなかでは、グレープフルーツに次いでやや沈んだ苦味を含んだ香りで、薄緑色をしています。エステル類は含みませんが、気分を落ち着ける際に使用される場合が多いようです。モノテルペン炭化水素類を 92% 含み、d- リモネンは 60% 程度含みます。消化器系の働きを活発化させ、血圧降下や中枢神経抑制作用による鎮静・去痰・抗菌・抗ウイルス作用があります。光感作への注意が必要です。

ラヴィンツァラ

Cinnamomum camphora CT (Cineole)：葉付き小枝

　ホーウッドのケモタイプ精油です。酸化物類の 1,8 シネオールを 65% 程度含み、モノテルペンアルコール類、モノテルペン炭化水素類をバランス良く含みます。1,8 シネオールとテルピネン - 4- オールの組み合わせから、誘眠作用があるとされています。非常に利用価値の高い精油です。呼吸器系感染症の際に使用することで抗炎症作用や鎮咳作用、免疫強壮作用などをもたらすことを示唆します。α—テルピネオールを含み、抗ウイルス／抗菌作用に優れています。子どもから老齢の方まで利用価値の高い精油ですので、救急箱には欠かせない精油です。

ラベンダー・アングスティフォリア

Lavandula angustifolia：花穂

　真正ラベンダー／イングリッシュラベンダーとも呼ばれます。

酢酸リナリルやリナロールを多く含み、鎮静、鎮痛、抗不安、抗炎症作用に優れています。

精神的、肉体的なリラックス効果があり、ストレスや不眠症の改善に役立ちます。乳幼児、妊産婦にも安心して使用できます。

🌿 ラベンダー・スーパー

Lavandula burnatii super acetate：花穂

アングスティフォリア種とスピカ種の交配品種でモノテルペンアルコール類とエステル類・ケトン類をバランスよく含んでいます。そのため、鎮痙攣・鎮痛・鎮静・抗炎症・筋肉弛緩作用など幅広く使用できます。感染症に対する働きと抗炎症作用の相乗効果によってスキンケアなどにも使用されます。乳幼児や高齢者に安心して使用でき、利用範囲の広い精油です。

🌿 リトセア

Litsea citrata：種子（実）

テルペン系アルデヒド類のゲラニアールとネラールを含み、抗ヒスタミン作用・抗真菌・抗菌・鎮静作用が期待できます。レモン様の香りから、ストレス解消など精神面での鎮静作用を期待して用いられることが多い精油です。

🌿 レモン

Citras limon(Ze)：果皮

モノテルペン炭化水素類のd-リモネンを多く含み空気清浄化やコロンとして利用されることが多い精油です。ただし光毒性に注意しましょう。

🌿 レモングラス

Cymbopogon citratus：全草（根以外）

テルペン系アルデヒド類のゲラニアールとネラールを多く含みストレス解消や痛みの軽減に広く適用されます。これらには、抗ヒスタミン作用や

抗真菌・抗菌・鎮静作用などがあげられます。

レモンバーム
Melissa officinalis：全草（根以外）

テルペン系アルデヒド類を主成分とし、鎮静・鎮痛作用が期待できます。不眠・ストレス・不安・ヒステリーなど幅広く使用できます。

ローズ
Rosa damascena：花

モノテルペンアルコール類のゲラニオール・ネロールにより皮膚弾力回復や肌の収斂作用・抗菌作用などが期待できます。抗鬱作用や香りからもリラックスしゴージャスな気分にさせてくれます。

ローズウッド
Aniba rosaeodora：木部

モノテルペンアルコール類の d-リナロールを90％含み、抗菌・抗ウイルス・抗真菌・免疫調整・神経強壮・疲労回復などの作用が期待できます。香りもローズに似ているため、スキンケアなどによく利用されます。乳幼児から妊産婦・授乳中の女性など幅広く利用できます。

ローズマリー・シネオール
Rosmarinus officinalis CT2 (Cineole)：花と茎葉

酸化物類の1,8シネオールを55％程度含み、去痰・抗カタル・抗ウイルス作用が期待できます。また、モノテルペン炭化水素類を25％程度含むので、各種感染症に幅広く適用できます。特に風邪などの呼吸器感染症に有効です。

ローレル
Laurus nobilis：葉

酸化物類の1,8シネオールを55％程度含み、去痰・抗カタル・抗ウイル

ス作用が期待できます。モノテルペン炭化水素類も多く含むため、各種感染症に効果が期待できます。モノテルペン炭化水素類のパラシメンにより、鎮痛作用が期待でき、抗リウマチ・関節炎・腱鞘炎などに利用されます。

精油に混ぜる基材いろいろ

Carrier Oils, Creams, a Jell and Emulsions

アロマセラピーでは、精油を原液で使用することは一部の精油を除きほとんどなく、植物油や中性ジェルで希釈して皮膚塗布したり、乳化剤に混ぜて入浴に使用します。ここでは、精油を希釈する基材と基本的な使い方をご紹介しましょう。

精油との相性バツグン
キャリアオイル

精油を皮膚に塗る場合の基材となる植物油を、「キャリアオイル」または「ベースオイル」と呼びます。「キャリアオイル」という呼び名は、精油の有効成分を運ぶ（キャリア）という働きをすることから、「ベースオイル」とは、精油を希釈するベース（土台）になることから呼ばれます。どちらの言葉もアロマセラピーを行うにあたり精油を希釈する、「植物油」のことを指します。本書では「キャリアオイル」として統一します。

キャリアオイルを使用することによって、精油の揮発性を抑え、持続性を高めたり、作用を穏やかにしたり、また、キャリアオイルそのものがもつ薬理効果を期待することができます。

キャリアオイルの成分

植物油であるキャリアオイルは、脂肪酸の他に、脂溶性ビタミン類、ミ

ネラル類、色素なども含みます。また、組織や細胞レベルでの老化予防に必要不可欠な多くの不飽和脂肪酸を含むものもあります。

● 飽和脂肪酸

飽和脂肪酸の特徴としては、腐敗しにくく安定性に優れており、保湿力にもすぐれています。通常、空気中の酸素では変質や腐敗を起こしません。ただし、炭素集が 10 個以上になると固化してしまうため、飽和脂肪酸は通常常温では固形状で存在するため、キャリアオイルとしては適していません。

● 不飽和脂肪酸

不飽和脂肪酸には、モノ不飽和脂肪酸とポリ不飽和脂肪酸があります。不飽和炭素結合が多いほど不安定で、熱や空気や光などによって変性してしまいます。不飽和結合が 2 個以上の脂肪酸は体内代謝で作り出すことができないため、「必須脂肪酸」とよばれ、食事などから摂取する必要がある非常に大切な脂肪酸です。この必須脂肪酸は体内で細胞膜の修復などに使われます。この必須脂肪酸を皮膚塗布によって吸収することも可能です。

● モノ不飽和脂肪酸

1 か所の不飽和炭素結合（二重結合）がある脂肪酸で、オレイン酸などが代表的なものです。これを含むオイルにはマカデミアナッツ油、オリーブ油、スイートアーモンド油、アボカド油、ヘーゼルナッツ油、ピーナッツ油、サンフラワー油、椿油、菜種油などがあります。

● ポリ不飽和脂肪酸

2 か所以上の不飽和炭素結合があり、リノール酸などが代表的なものです。これを含むオイルには、イブニングプリムローズ油、ボリジ油、リンシード油、ウォルナッツ油、サフラワー油、グレープシード油などがあります。

精油に混ぜる基材いろいろ

🌿 キャリアオイルの選び方

　アロマセラピーでは、キャリアオイルとしては植物油を使用することをお話しましたが、この植物油の品質も気をつけなければなりません。食用の植物油は、製造時に様々な加工や添加物が入っているため、皮膚に塗布することができません。化粧品の許可をとっている植物油は、化粧品法における表記義務があるため、内容成分が明記されていますので、安全に使用できます。

　これらの点から、ベビーマッサージなどに使用するキャリアオイルは、化粧品法の許可を取った安全性の高いオイルを使用する必要があることが重要であることがおわかりでしょう（p.119 ベビーマッサージに使用するオイルも参照）。

🌿 代表的なキャリアオイル

✳ ココナッツオイル　C8 さっぱり（商品名）
Cocos nucifera　ヤシ科　実

　ヤシの実油から常温でカプリル酸とカプリン酸の混合脂肪酸とグリセリンが結合したエステルオイルです。中鎖脂肪酸から構成され、酸化安定性に優れ、サラッとしていて伸びが良く粘性が低いため、夏季のマッサージオイルとして最適です。皮膚刺激性やアレルギーの報告もなく、安全性の高いキャリアオイルです。

✳ ココナッツオイル　C12 しっとり（商品名）
Cocos nucifera　ヤシ科　実

　ココヤシから作られる油脂であり、ラウリン酸を 50% 程度含むことから

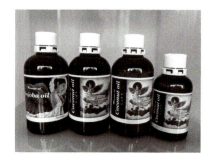

非常に保湿力が高く、使用感も滑らかです。乾燥した季節には非常におすすめです。24℃以下で固化するため、冬季には温めて液状にして使用します。皮膚温度で容易に溶解するため、瓶からクリーム容器などに移して使用すると良いでしょう。溶解・固化を繰り返しても、酸化安定性が良く劣化しにくい特性を持ちます。

✳ ホホバオイル

Simmondsia sinensis　ツゲ科　種子

　ネイティブアメリカンは、ホホバオイルを「金の液」と呼び、肌や髪の乾燥を防いだり、傷の治療など幅広く使用していました。

　ホホバの種子から採油した不飽和ロウエステルです。酸化しにくく、保存性に優れています。常温では液体ですが、10 〜 15 度をきると固形状に変化します。15 度以上にするとまた液体に戻ります。冬に使用する場合に固まってしまっていることがあり、不便なこともありますが、保湿性が高いため冬場の乾燥肌への使用が適しています。

✳ ヘーゼルナッツ油

Corylus avellana　カバノキ科　実

　ノイゼットオイルとも呼ばれ、安定性や浸透性も高いオイルです。オレイン酸を多く含み、パルミトレイン酸により皮膚の柔軟化を促進します。非常に乾燥した肌のマッサージに適しています。

✳ アルガンオイル

Argania spinosa　アカテツ科　種子（仁）

　モロッコのアトラス山脈だけに自生する棘のある高木です。オレイン酸、リノール酸を多く含み、皮膚組織再生に優れています。損傷した皮膚や、ひび割れ、妊娠線の改善など皮膚トラブル全般に使用されます。

精油に混ぜる基材いろいろ

✳ ローズヒップオイル

Rosa rubiginosa　バラ科　実

　リノール酸とα-リノレン酸という必須脂肪酸を多く含み、ビタミンC
も多いことから皮膚の再生を活性化し、老化を予防する働きがあります。
水分を保持し、炎症を抑える働きが強いので、特にフェイシャル用オイル
として使用する場合が多いのですが、酸化しやすいので冷蔵庫での保管が
すすめられます。

　キャリアオイルとして使用しやすいものは以上の種類です。

　その他、これらのキャリアオイルに添加して使用すると効果的な浸出油
があります。

✳ カレンデュラオイル（マリーゴールド油）

Calendula officinalis　キク科　花

　オレンジ色をしたオイルで、カレンデュラ（マリーゴールド）をアーモ

アロマセラピーには使えないオイル

　栄養価のない鉱物油はキャリアオイルとしては不適切ですし、分子量が
大きいため、皮膚から吸収されにくく、皮膚の表面にバリアの役目をして
しまいます。この点においてもキャリアオイルとしては不向きです。
　また、動物性脂肪の中で皮膚に使用されるのは、化粧品の材料でもある
ラノリンです。これは羊毛の脂肪分から抽出されます。鉱物油と同様に分
子量が大きいため、皮膚にバリアを作り、精油の皮膚吸収を妨げてしまい
ます。日本でよく見かける馬油は、本来腐敗しやすく、また、植物療法で
あるアロマセラピーには使用しません。

ンド油やサンフラワー油またはオリーブ油に漬けます。これには柔軟化作
用や保湿作用、抗炎症作用があるため、おむつかぶれやひび割れた肌、ひ
どく乾燥した肌などに効果的です。授乳中の乳首のひび割れなどにも安心
して使用できます。

　おむつかぶれや乳首のひび割れには、蜜蝋でクリームを作る際の基材と
して使用するとよいでしょう。

　以上挙げたキャリアオイルを皮膚の状態に合わせて単品で、または複数
のオイルをブレンドしてマッサージに使用します。

粘りのあるベース
ジェル基材

　精油の皮膚塗布のもう一つの方法として、ジェル基材があります。これは、
中性ジェルで、植物油の感触が苦手だったり、ひんやりとした感触が必要
な場合、またはある程度粘性が必要な場合に使用します。(詳細は P.62 参照)

精油と水との橋渡し役
乳化剤

精油を水に入れる場合には、必ず乳化剤が必要になります。これにより均
一に水の中に精油を溶かすことができます。

　本来混じりあうことのない水と油を均一に混ぜ合わせる役目を果たす物
質を「乳化剤」と言います。乳化剤は、脂溶性と水溶性両方の性質を有し、
いわば水と油の仲介役として働いています。

精油に混ぜる基材いろいろ 39

精油は親油性で、多くの場合、水より比重が軽いため、水には混ざりません。入浴時にお風呂に混ぜて一生懸命混ぜ合わせたとしても、最終的には比重が水より軽い精油は、薄い油膜となって水表面に浮くことになります。結果、精油が原液のまま皮膚に触れ、肌を荒してしまうなどトラブルの原因となります。皮膚や粘膜への刺激とならないよう、水に精油を入れる場合には、必ず乳化剤を使用します。

　また、この場合には揮発性の高い精油を使用することが大切です。樹脂からとれる揮発性が低い精油などを使用するとうまく乳化できずに、精油が原液のままお風呂の水面に浮くことになり、肌へのトラブルの原因となる可能性もありますので気をつけましょう。スプレーを使用する場合にもかならず毎回しっかり容器をよく振り、混ぜ合わせてから使用するようにしましょう。

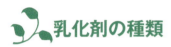
乳化剤の種類

◆グリセリン

　植物性グリセリンが一般的に使用されます。アルコールにアレルギーがある方やローションとして保湿性を高めたい場合によく使用されます。ローションを作る場合は、グリセリンを2〜10％の割合で容器に取り、それに精油を十分混ぜた後、精製水で薄めます。季節に合わせて割合を変化させます。15％以上の割合でグリセリンを使用すると、逆に肌から水分を奪ってしまいますので気をつけましょう。作ったものは、2週間以内に使用しましょう。（p.66 ラベンダーローションの作り方参照）

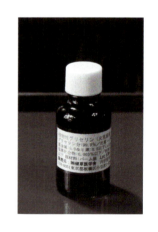

◆アルコール

　この場合は無水エタノールを指します。アルコール濃度が90％以上なければいくつかの精油は完全には混ざりません。90％以下で使用する場合には、よく振って精油を細かい粒子に分散して使用しますが、この場合には最低でも60％のアルコールが必要です。ルームコロンやオーデコロンなどとして使用します。

　アルコールと精製水を使用するので、腐敗することはまれですが、香りが揮発していきますので、1か月程度をめどに使用します。（p.65 ルームコロンの作り方参照）

◆アロマセラピー専用の乳化剤

　アロマセラピー用の特別な乳化剤が販売されているので、それを使うのも便利です。エミルジオ、アルシラン、ディスペールなどいろいろなタイプのものがあります。

　たとえば、バスオイル（商品名）を利用すれば、入浴・足浴・手浴時に湯に混ぜ込んだり、清拭や湿布を作ることができます。スプレー容器に入れ、ローションとして使用することも手軽にできます。

注意！ 乳化剤として使用できないもの

　精油が混ざらない液体は、乳化剤として使用できません。
　代表的なものは、水、酢、フルーツジュース、ハーブティー、茶、スープ、牛乳、コーヒーフレッシュなどです。時折、コーヒーフレッシュを使用しているという話を聞きますが、絶対にやめましょう。
　これらに混ぜて使用しても、精油をそのまま使用するのと変わりありません。皮膚や粘膜に精油原液が付着し、トラブルの原因となります。

精油に混ぜる基材いろいろ　41

バスオイルに精油を混ぜて入浴などをする場合には、使用するたびに新しく精油とブレンドし、フレッシュな香りのものを使用することをおすすめします。作り置きをしておく場合には、1か月程度をめどに使いきる量のみにしておきましょう。

◆はちみつ／卵黄

その場に適切な乳化剤がない場合には短時間であれば使用可能ですが、保存はできません。使用のたびに作り、使い切りましょう。

赤ちゃんから使えるハーブウォーター
Herb Water for Mom and Baby

　妊娠中はもちろん、生まれたばかりの赤ちゃんにも安心して使えるハーブウォーターは、プレママやママの強い味方です。穏やかな作用が期待できるほか、種類もたくさんあるので、ぜひ積極的に使ってみてください。

ハーブウォーターってどんなもの？

　アロマセラピーでは、皮膚に塗るためには精油とキャリアオイルを使用することは先述しました。また、塗布以外の目的で乳化剤を使用することもお話ししましたが、それ以外にもハーブウォーター（ハイドロゾル）と呼ばれる水溶液を利用することができます。ハーブウォーターとは精油を精製する際に、ハーブから採取される水溶性の成分で約99％が水であり、揮発成分は1％にも満たないため、作用が非常に穏やかです。

　精油のような強い作用がないかわりに、精油が使えない月齢の赤ちゃんや妊娠中からお年寄りまで手軽に安心して利用することができます。種類もたくさんありますので、特にお母さんや赤ちゃんにおすすめのものを第2章（p.95～）で使用方法とともにご紹介しています。

　ただし、ハーブウォーターは蒸留する会社によって、ハーブウォーター中に含まれる細菌数の基準がま

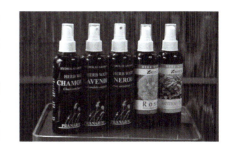

ちまちです。ハーブウォーター購入の際には、できれば製造している会社に衛生基準を確認してみましょう。

　また、一部のハーブウォーターは体質や症状によって使用できない場合があります。次の禁忌リストをご確認のうえ、ご使用ください。

●ハーブウォーター禁忌リスト

芳香成分類	作用
花粉アレルギーのある方	エキナセアウォーター カモマイル・ジャーマンウォーター カモマイル・ローマンウォーター よもぎウォーター ひのきウォーター
敏感肌の方	アルベンシスミントウォーター ペパーミントウォーター スペアミントウォーター ゆずウォーター レモングラスウォーター レモンバーベナウォーター ローズマリー・シネオールウォーター
自己免疫疾患のある方	エキナセアウォーター
妊産婦・乳幼児	セントジョンズワートウォーター
抗不安剤使用中の方	セントジョンズワートウォーター

気軽に使える穏やかなハーブティー
Herb Tea for Mom and Baby

　外用するアロマセラピーやハーブウォーターに続き、プレママやママそして赤ちゃんにも安心してマイルドに働きかけるのがハーブティーです。日頃飲み慣れていない方でも、いろいろな味が楽しめ、ミネラルやビタミンの補給に役立つハーブティー。ぜひこの機会に試してみましょう。

 ## 妊産婦におすすめのハーブティー

　アロマセラピーは、フィトセラピー（植物療法）と呼ばれる、植物を使って人の病を治す方法のひとつに含まれますが、そのほかにハーブティーやハーブを使ったチンキ・軟膏・湿布などがあります。アロマセラピーを行うとき、特にマッサージをする場合には、身体から老廃物の排出がしやすいように水分を多く摂る必要があります。

　ハーブティーは、ハーブからの水溶性成分を浸出させたものです。ハーブにはカフェインが含まれておらず、飲むことによってビタミンやミネラル、食物繊維などを補給できます。また、アロマセラピー同様に、芳香をもった水分を飲むことでリラックスやリフレッシュすることができます。そしてアロマセラピーやハーブウォーターの使用よりは、さらにマイルドな働きを期待できます。

　いろいろなハーブティーをバランスよく、気分に合わせてブレンドを変えながら楽しむのもいいでしょう。

☕ ローズヒップ　Rosehip

お茶に使う部位：実

期待できる効用　便秘・風邪・月経痛・低血圧・眼精疲労・アトピー・下痢・体力低下・免疫力低下・血液浄化作用・栄養補給（ビタミンC、ビタミンD、カロチン）

　熱で壊れないビタミンCがレモンの約20倍分含まれているため、"ビタミンCの爆弾"と呼ばれています。また、各種のハーブとブレンドすると相乗効果が得られるといわれています。

☕ リンデン　Linden

お茶に使う部位：花・葉

期待できる効用　不眠症・頭痛・風邪・冷え性・消化不良・高血圧・動脈硬化・むくみ・血液浄化作用・解熱作用・解毒作用・美白効果

　緊張や不安など精神的ストレスを緩和するのに最適です。

☕ ハイビスカス　Hibiscus

お茶に使う部位：萼

期待できる効用　強肝作用・健胃作用・利尿作用・疲労回復・食欲不振・二日酔い・のどの痛み

　天然のクエン酸の働きで、疲労回復には欠かせません。

☕ エキナセア　Echinacea

お茶に使う部位：根

期待できる効用　ニキビ・インフルエンザ・アレルギー・アトピー・免疫低下

　免疫力を高めるとともに、抗ウイルス作用を有するため、世界中の注目を集めています。

☕ ペパーミント　Peppermint

お茶に使う部位：葉

期待できる効用　風邪・咳・気管支炎・頭痛・めまい・消化不良・胃痛・胸焼け・食欲不振・眠気・強壮作用・発汗作用・殺菌作用・抗ウイルス作用

　フランスでは "マント" と呼ばれ、食後のお茶として利用されています。

ネトルリーフ　Nettle
お茶に使う部位：葉

期待できる効用　アレルギー・花粉症・貧血・糖尿病・リウマチ・関節炎・痛風・妊産婦の栄養補給（ミネラル・鉄分・カリウム他）

　まさに女性の強い味方です。体に必要な栄養素を多く含むので、使わない手はありません。

レモンバーム　Lemon Balm
お茶に使う部位：葉

期待できる効用　頭痛・めまい・不眠症・吐き気・消化不良・アレルギー・風邪・のどの痛み・腰痛・耳鳴り・胃痙攣・喘息・月軽不順・鎮静作用・発汗作用・強壮作用・抗ウイルス作用

　古くから、長寿のお茶として知られてきました。長生きと記憶力を高めるためのお茶とされています。

レモンバーベナ　Lemon Verbena
お茶に使う部位：葉

期待できる効用　消化不良・月経痛・不眠症・痛風・リウマチ・肝臓障害・風邪気管支炎・胃腸障害

　フランスの国民茶としても知られています。

レモングラス　Lemon grass
お茶に使う部位：葉

期待できる効用　頭痛・腹痛・貧血・消化不良・神経疲労・食欲増進作用・解熱作用・殺菌作用

夏の食欲増進や消化促進に昔からよく使われています。

☕ ラズベリーリーフ　Raspberry Leaf

お茶に使う部位：葉

期待できる効用　月経痛・貧血・月経前症候群・腎臓病・夜尿症・下痢・産前産後の母体に栄養補給（ビタミンC、ビタミンB群、ミネラル、鉄分、カルシウム、ペクチン）

　子宮に対する働きが、古くから知られており「安産のハーブティー」とも呼ばれます。

☕ ラベンダー　Lavender

お茶に使う部位：花

期待できる効用　不眠症・頭痛・吐き気・めまい・消化不良・月経障害・気管支炎・大腸炎・神経衰弱・喘息・インフルエンザ・肝臓病・高血圧

　リンデンとブレンドすると効果的といわれています。

☕ マリーゴールド　marigold

お茶に使う部位：花

期待できる効用　胃炎・胃潰瘍・皮膚炎・風邪・咳・眼精疲労・消化不良・肝臓病・月経前症候群・月経過多・二日酔い・アルコール中毒症状・外用（抽出液で、湿疹・皮膚炎・擦り傷などに湿布）

　内服・外用ともにカモミールジャーマンとブレンドするとより効果的といわれています。

☕ ローズ　Rose

お茶に使う部位：花

期待できる効用　便秘・肝臓、胃腸の疲れ・歯肉炎・不正出血・精神不安・下痢・気管支炎・抗炎作用・ホルモンバランス・抗うつ作用・抗菌作用・抗ウイルス作用

クレオパトラも若返りのために使用したといわれる、香りも色も美しい
お茶です。疲れて落ち込んだり、神経過敏な時に、優しく包み込んでくれ
ます。

🍵 カモミールジャーマン　Chamomile German

お茶に使う部位：花

期待できる効用　アレルギー・アトピー・インフルエンザ・咳・下痢・不眠症・
消化不良・月経前症候群・胃潰瘍・解熱作用・鎮静作用・強壮作用・消炎作用・
発汗作用・保湿作用

　温かいカモミールミルクティーは"ピーターラビット"にも登場します。

🍵 オレンジピール　Orange Peel

お茶に使う部位：果皮

期待できる効用　ストレス・消化不良・不眠症・食欲増進作用・強壮作用・
解熱作用・ビタミン C 補給

　柑橘系のさわやかな香りで、心も軽やかになり、安眠へと導いてくれます。

🍵 オレンジフラワー　Orange Flower

お茶に使う部位：花

期待できる効用　偏頭痛・高血圧・不眠症・消化不良・月経前緊張症・解
熱作用・精神不安

　リンデンとの相性が良いため、ブレンドによく用いられます。

気軽に使える穏やかなハーブティー 49

ハーブティーブレンド

　ハーブティーは、単品でももちろん美味しくいただけますが、ブレンドをすることによってより飲みやすく香りもよくなります。オリジナルレシピのおすすめハーブティーブレンドをご紹介しましょう。

 すこやか妊娠ティー

> ジンジャー、ペパーミント、カモマイル・ジャーマン、オレンジピール、レモンマートル
>
> 　このブレンドは、つわりの時期の強い味方です。ペパーミントの精油は神経毒性のため妊娠中は使用できませんが、ハーブティーであれば問題なく飲むことができます。ただし香りも味も個性的なので控えめなブレンドです。口の中がさっぱりし、胃腸を整え、気分もリフレッシュできるでしょう。

 美肌茶（妊娠中～産後）

> ローズレッド、ローズヒップ、ハイビスカス
>
> 　きれいな赤い色をした、ビタミンＣの豊富な美肌のためのブレンドです。むくみがちな方への利尿効果を期待します。

ママのお茶（妊娠中〜産後）

ラズベリーリーフ、ネトル、マリーゴールド、ローズヒップ

　子宮筋や産道を整える働きを持つ「安産のお茶」でもあり、産後の肥立ちをよくするミネラル補給のためのお茶でもある「万能茶」です。

ほのぼの産後ティー

フェヌグリーク、フェンネルシード、ダンデリオンルート、ネトル、ジンジャー、レモンバーベナ

　母乳の分泌を促すとされている、まさに「産後のお茶」です。消化機能促進のハーブによって、この母乳を飲んだ赤ちゃんにも好影響を与えます。

さわやか産後ティー

レモンバーベナ、レモンマートル、マリーゴールド、ローズヒップ、ゴボウシ

　産後の乳腺炎はできれば避けたいもの。身体の緊張をほぐし、循環を良くして全体の流れを整えます。

産前産後のリラックス

カモミールジャーマン、リンデン、ペパーミント、牛乳または豆乳

　心と身体を緩め、本来の自分を取り戻す時間を持ちましょう。消化促進も期待できるので、夕食後のほっとしたひと時にあたためた牛乳で煮出してはちみつを少し入れると心も体もリラックスし、赤ちゃんにも一段と優しく接することができるでしょう。

ハーブティーでバスタイム

　ハーブティーは飲むだけでなく、気に入ればお風呂の中にいれることもできます。ハーブウォーターよりさらにマイルドな皮膚への作用が期待できます。お好きな香りのハーブティーを簡易のティーバッグや麻袋に入れ、お風呂の中に入れて浸けておいたり、濃く煮だしたハーブティーを用意して、それをお風呂に流し込んでみましょう。香り高いリラックスできるお風呂になります。あまり難しく考えずに、ハーブティーを身近に使ってみましょう！

第2章
アロマセラピーに挑戦！

How to use Aromatherapy

　第1章では、アロマセラピーを行うにあたり、ハーブから抽出することのできるハーブティーやハーブウォーター、そして精油とそれを希釈する基材についてお話ししました。

　精油の効能などをふまえ、この章ではとくに精油の使用方法について詳しく説明します。どのような場面でどのような使用方法がとくに有効なのか、そして実際にそれらを作ってみましょう。

精油のルールを学ぼう
Basic Principles for Essential Oils

精油を使用するにあたり、ケモタイプ精油であることの大切さについてはお話ししました。ここではそれらケモタイプ精油ひとつひとつに含まれる成分を具体的に学びます。また、使用にあたって一般的に留意しなければならない点について確認していきましょう。

精油の使用濃度

精油は、原液で使用することは非常に稀なケースです。必ず薄めて使用します。希釈濃度が高すぎたり多量に使用しすぎると、肌や体に障害を起こす場合があります。十分注意しましょう。原液での塗布は、必ず医師の指導のもとおこなってください。

> **必ず覚えましょう！**
> **精油1滴は0.05mlです。**
> 　精油のボトルはスタンダードサイズ（10mlボトルまたは5mlボトル）であれば中栓が付いています。そこから落ちる1滴は0.05mlと決まっています。中栓を振らずに、精油が落ちてくるのを待ちましょう。小さな中栓のないボトルに入っているものもありますが、その場合は必ずスポイトを使用します。この場合も1滴が0.05mlであるものを使用してください。

一般成人であれば、以下の濃度と塗布部位を参考にできます。高濃度の

ブレンドを広範囲に塗布することはアロマセラピーとしては一般的ではありません。

たとえば、肩こり用のブレンドオイルを全身にも塗布したい場合には、かならず 1 ～ 3％に薄める必要がありますので注意してください。

● 精油の使用濃度

使用部位	濃度	使用量
シミ／ニキビなど局部	原液あるいは 30 ～ 50％	局所に 1 ～ 3 滴
肘／肩など一部	10 ～ 30％	部分に数滴
背中／腰などやや広範囲	3 ～ 10％	症状のある部位に数 ml
全身	1 ～ 3％	20 ～ 30ml

ただし、妊婦への塗布の場合は以上にはあてはまりません。

かならず妊娠 16 週以降であること、そして 0.5％程度のブレンド濃度で、妊娠中にも使用できる種類の精油を参照しながらおこなってください。自信のない場合には、お部屋に香りを流すなどの工夫により、キャリアオイルのみでのトリートメントとされることをおすすめします。妊娠中の場合は、全身状態を確認しながら、医師の許可をとっておこなうようにしましょう。

乳幼児の場合の精油使用は、以下を参照してください。

● 精油の使用部位と使用濃度一覧

年齢	生後 6 週以前	生後 6 週以降	1 歳～ 6 歳	6 歳以降
顔	使用不可	使用不可	0.5％以下	0.5％以下
全身	使用不可	0.5％以下	1％以下	1.5％以下

🍃 注意が必要な精油の種類

- フロクマリン類を含む精油（主に柑橘類／その他アンゼリカ／クエラなど）は、皮膚塗布後すぐに直射日光（紫外線）に当てるとベルロック皮膚炎（光毒性による色素沈着）の原因となります。塗布後4〜5時間は直射日光を避けてください。
- フェノール類や芳香族アルデヒド類を高比率含む精油は、皮膚刺激が強いため、必ずキャリアオイルで希釈して使用してください。また、長期間の使用は避けてください。（健康な成人への使用の場合でも、10％以下とし、幼児や妊産婦の場合は1％以下の使用としてください）
- クラリーセージにはスクラレオールというエストロゲン作用がある芳香分子を含むため、妊産婦への使用はできません。
- アスピリンにアレルギーを起こす方へはウインターグリーンは使用できません。
- ケトン類を含む精油（種類による）は、神経毒性があるため、乳幼児／妊産婦／授乳中の女性／てんかん患者には使用できません。
- 上記以外での禁忌は、第1章（p.15〜17、20)を参照してください。

🍃 精油を取り扱う上での注意

1. 品質の確かな精油を使用すること（p.14〜16参照）
2. 精油は、原則として原液のままで体に塗布しないこと
3. 精油はほとんど水に溶けないので、沐浴や手浴／足浴、清拭などの場合は、乳化剤に混ぜてから、水に溶かし込むこと（p.39〜42参照）
4. 使用前にはパッチテスト（次頁参照）すること
5. 飲用しないこと
6. 目・唇などの粘膜への使用は避けること
7. 乳幼児・妊婦への使用は特に注意すること（p.20参照）

8. 保管時には以下の点に注意すること

- 常温で直射日光にあたらない、風通しの良い冷暗所に保管すること。開封後は約 1 年を目安にできるだけ早く使い切ること。キャリアオイルにブレンドしたものは、2 〜 3 週間、小麦胚芽油を入れるともう 1 週間ほど酸化を遅らせることができます。ただしこの場合は小麦アレルギーがないことを確認しましょう。
- プラスチック容器やゴム製のスポイト等は、変質のおそれがあるので長期に使用せず、精油が付着したままでの保存は避けましょう。
- 揮発しやすいので、必ず蓋をしっかり閉めてください。
- 引火しやすいので火に近づけないようにしましょう。
- 幼児の手の届かないところに保管しましょう。

使用前には必ずパッチテストを

　パッチテストは、使用する濃度の精油を、腕の内側に綿棒などに塗布し、20 〜 30 分間様子を見ます。場合によっては 48 〜 72 時間後に反応が出る場合もありますので、敏感な方には注意が必要です。炎症や痛みを感じるなど、肌の異常がある場合には直ちに使用を中止してください。

　症状が出た場合には、優しく拭き取り、よく泡立てた石けんを付け洗い流します。改善がみられない場合は医師の指示を仰ぎましょう。

嫌な香りは「NO」の合図

　アロマセラピーは芳香療法です。本人が芳香であると感じる香りを使用することで良好な反応を得ることができます。したがって、嫌な香りは本能的な拒否反応の一つと考えて、無理に使用せず同じ作用を持つ別の精油を使用しましょう。

基本の使い方あれこれ
Methods of Use

　さて、これまでケモタイプ精油についてその内容成分を学んできました。また、精油がどのような方法で身体のなかに吸収され排除されるのかについても先述しました。これらを踏まえ、日常生活にどのように取り入れて使用すればよいのかを具体的に学んでいきましょう。

直接吸入

　精油を直接または無水エタノールで10倍程度に薄めてティッシュやハンカチにしみ込ませてそれを嗅いだり、眠る前に枕元に置くなどして手軽に楽しむことができます。このような方法では、おもに嗅覚から脳への作用を期待します。

蒸気吸入

　こちらも直接吸入の一種ですが、お湯を利用して蒸気も同時に吸入します。
　お湯を入れたお椀やお湯のみに、精油を1滴だけ加えます。そこから揮発した蒸気を吸入することによって、気管を加湿し咳や鼻づまりなど

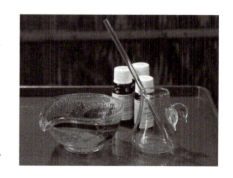

第2章　アロマセラピーに挑戦！

の症状が楽になります。鼻腔から肺への吸収を期待します。

　幼児や小児にはお湯ではなく、ティッシュに精油を直接数滴垂らし、そのティッシュを嗅がせる方法にしましょう。または、後述するお風呂での蒸気吸入によって、肺と皮膚からの吸収を期待してもよいでしょう。

アロマポット・アロマランプ

　精油に熱を加えることで蒸発した精油の香りを楽しむ方法です。ただしアロマポット（写真右手前）の場合はティーライトというロウソクを使用するため、引火の原因になる場合がありますし、赤ちゃんや幼児がいる家では倒してしまうと危険ですので不向きです。

　一方のアロマランプ（写真左手前）は、電球の熱で小皿に入った精油を温めるため、引火の心配がなく、また比較的小さな部屋や夜間の授乳のための小さな明かりとして利用するには大変便利です。通常は、ランプの上部に小皿がついており、その中に精油を原液のまま2～3滴入れます。香りを持続させるためには、3時間おきくらいに精油を足してください。

ディフューザー・アロマストリーム

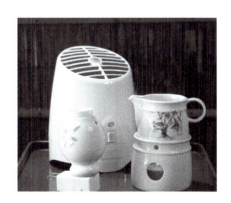

　ディフューザーは、精油と水を容器に入れ、機械によって霧状に精油を噴霧する方法です。容器の大きさによりますが、5～10滴程度を入れておきます。水がなくなれば、同じものをまた追加する方法で、長時間の使用が可能です。

　アロマストリーム（商品名・写真

後方）は、筒状の容器の中に小さなファンがついており、その下部にカートリッジ式のフィルターを取り付けるようになっています。

そのフィルターに精油を直接垂らし、ファンで下部から吸い込んだ空気を上部から吹き出すものです。2～3時間ごとにフィルターに精油を直接追加して芳香を持続させます。フィルターは半年に一度は取り替えましょう。

いずれも、熱を精油に加えることなく広い部屋に拡散することができるため、病院の待合室や人が多く集まる場所で空気の殺菌や浄化を目的として使用することができます。特にアロマストリームは水も使用しないため、水滴ができることもないですし、ファンの音も静かです。また、ある程度頑丈に作られていますので、大勢が集まる場所でも最適です。お子様の寝室などに使用するのもよいでしょう。

スプレー

これは、熱を加えず精油の効果を期待する最も簡単な方法です。スプレー容器（できれば遮光瓶でガラス製のもの）に無水エタノールと精製水そして精油で簡単に作ることができます。（作り方は p.65 参照）

沐浴

精油を入浴に使用するためには、必ず乳化剤に混ぜる必要があります。精油の分子は水より軽いため、そのままお風呂に入れてしまうと、水面に精油が浮いてしまい、どんなに混ぜても水に混ざることは有りません。そのため原液が皮膚に付着するのと同様のことが起こります。皮膚へのトラブルを防止するためにも、精油はお湯に入れる前に必ず乳化剤に混ぜ、その後お湯に溶かし込みましょう。（沐浴用乳化剤については p.32 参照）

60 第2章 アロマセラピーに挑戦！

空気の殺菌には噴霧器が正解

　空気中の細菌対策には、噴霧器使用がいいのかアロマポットがいいのか、実験の報告があります。その実験では次の拡散方法を調査しました。

1. ラベンダーアングスティフォリア12滴を生理的食塩水30mlに溶かし（2％希釈）、噴霧器により手動で19時〜22時までの間に適宜病室内に噴霧する。
2. ラベンダーアングスティフォリア24滴を電気アロマポット2台により9時〜12時までと19時〜22時までの2回に分けて病室内に拡散する。

　6人部屋一般病室（面積26.85㎡：約16畳）において、2週間連続でラベンダーアングスティフォリアを拡散したところ、精油を2週間拡散することにより空気1㎥当りの細菌数が1.3個から、手術室での許容量とされている0.3個以下の0.14個にまで減少するのが認められています。
　一方、電気アロマポットを使用した病室では、噴霧器を使用した場合よりも2倍量の精油を用いたにもかかわらず、細菌数の減少は認められませんでした。
　その理由としては、熱のために殺菌作用を持つ成分が変性してしまう、粒子の大きさの関係で細菌に吸着しにくくなる、十分室内に拡散しないなどの理由が考えられます。以上から、精油の殺菌作用を期待するには、一般的に使用されているアロマポットではなく、噴霧器を使用する必要があることがわかります。

Aromatopia No.60(2003)P18〜21 『アロマセラピーの医療現場での応用―まずは衛生対策から』 牟田病院　堀田　秀一

🍃ブレンドオイルによる皮膚塗布

　精油をキャリアオイルにブレンドして部分や全身マッサージを行います。
　この方法でのブレンドには多くても5種類までの精油とします。それ以上多くの種類の精油を入れても、相乗効果はそれほど期待できません。
　精油を入れる濃度は、使用部位や目的、年齢によって変化します。（精油の使用濃度はp.55参照）

🍃水溶性ジェルによる皮膚塗布

　ジェルナチュレ（商品名）と呼ばれ、無色透明で98％の水分を含みます。最大15％まで精油を混ぜることができ、水分補給の必要な乾燥肌の方をはじめ、乳液やクリームの油っぽさを嫌う方への使用にむいています。精油を混ぜるだけですぐに使用できる便利なジェルです。

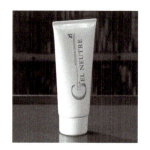

🍃クリームや乳液による皮膚塗布

　ベビーマッサージには、キャリアオイルのみの使用ですが、何か症状のある幼児や小児に精油を塗布する場合には、クリームや乳液または水溶性ジェルに混ぜた方が簡単で使用感もよい場合があります。
　クリーム基剤としては、蜜蝋やファーナスペレット、シアバターなどが挙げられます。

● クリーム基材の使用方法とその特質

基剤	用途	沸点	特質
蜜蝋	おむつかぶれ 乳頭亀裂 よだれかぶれ	60度	撥水作用 傷の保護
ファーナスペレット	化粧クリーム 腰痛や関節痛用クリーム	36度	皮膚に吸収しやすいため、皮膚に栄養を与えたり、塗りこむことができます。
シアバター	化粧クリーム 乾燥からの皮膚保護	30度	ファーナスペレット同様加工する必要ないためそのまま使用できる

　蜜蝋とファーナスペレットは自分で作り、固さを調節することが簡単にできます。シアバターはそのまま使用できるため、作るのが面倒であればこれが一番便利でしょう。ただし夏には30度以上で溶解してしまいますので、かならず冷蔵庫で保管しましょう。

　以上のように、使用する場所や用途によってクリーム基材を使い分けます。

● ファーナスクリーム

　まず、咳や痰がからんでつらいとき、ヴェポラップのように胸に塗布し、徐々に肌に染み込ませて効果を期待したいときには、ファーナスクリームを作ります。

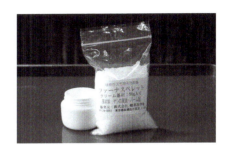

● 蜜蝋クリーム

　蜜蝋は、ミツバチが巣を補強したり蓋をつくったりするために出す自然のロウで、撥水性があり、皮膚の保護や保湿もできる優れものです。
　すでに熱処理されているため、ボツリヌス菌の心配も要りません。

皮膚に塗布すると優しく皮膚を保護し、荒れた唇にも使用できます。もちろん舐めてしまっても無害でそのまま体外に排出されるので、老人や乳児そして乳頭亀裂にも使用できます。授乳の合間に使用し、授乳時にはそのまま口にくわえさせても問題ありません。夏場など汗が気になるようでしたら、お湯をふくませたガーゼなどで拭き取ってから授乳しましょう。

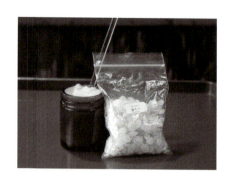

なにかと便利な蜜蝋クリーム

　蜜蝋だけで精油を加えないクリームは、リップ、ハンド、乳頭亀裂・よだれかぶれなど、乳幼児や褥婦・老人の乾燥した皮膚などにも幅広く安全に使用できます。乾燥皮膚などには、ホホバオイルの分量を増やすことで、乳液のように流動性の高い保湿クリームにもできますし、ホホバオイルと併用で小麦胚芽オイル／カレンデュラオイル／アルガンオイルなどを使用することで保湿力をさらに高めることができます。（小麦胚芽オイルを使用する場合は小麦アレルギーがないことを確認してください）

　アルガンオイルは荒れた皮膚の強い味方です。普段のスキンケアにもこのオイルを塗布することで皮膚組織再生を促してくれます。

お役立ち精油ケアグッズを作ろう
Creative Blending

　自分の体調や皮膚の状態に合わせて自分自身で作ることができる精油をブレンドしたケアグッズを紹介します。いつも使っている市販のものより、より安価で効果的であれば使わない手はないでしょう。好みの香りでオリジナルブレンドを作ってみましょう。

◆ルームコロン・スプラッシュコロン（3%濃度）

用意するもの

● スプレー容器（50ml）

● 無水エタノール／ 30ml

● 精油／ 30 滴

● 精製水／ 20ml

作り方

　スプレー容器に無水エタノールを入れ、精油を 3 〜 5 種類程度（合計 30 滴）入れて、よく混ぜ合わせてから精製水を 20ml 追加します。

使用方法

　使う前によく振ってから散布してください。空気清浄や殺菌、ルームコロンやカーコロンとして使用できます。精油の濃度を上げれば、オーデコロン（3 〜 5%）やオードトワレ（10 〜 15%）にもなります。

◆簡単保湿　ラベンダーローション（3％濃度）

用意するもの

- ●ラベンダーアングスティフォリア／5滴
- ●グリセリン／1ml～1.5ml
- ●精製水／100cc
- ●スプレーボトル100cc用

作り方

1. スプレーボトルにグリセリンを入れ、そこにエッセンシャルオイルを入れて混ぜ合わせる。
2. よく混ぜたら、精製水を入れ、よく振る。
3. 使用前によく振ってから使うこと。

＊1か月で使い切りましょう。

◆簡単ハニーウォーター

　エッセンシャルオイルのようにはっきりした香りではないものを好む方にははちみつを使ったローションがおすすめです。可愛らしい蜜の香りと、そのあとにフローラルで控えめな香りが漂います。弱酸性に仕上げるために、ここではクエン酸を使います。

用意するもの

- ●好みのハーブウォーター／100cc
- ●はちみつ／1ml～1.5ml
- ●クエン酸／耳かき1杯分

作り方

1. ハーブウォーターにはちみつを入れて溶けるまでかき混ぜる
2. クエン酸を入れ、溶けるまでかき混ぜる

＊室温では傷みやすいので必ず冷蔵庫で保存し、1か月で使い切りましょう。

◆沐浴、手浴、足浴ブレンド

　入浴の場合には、バスオイルを 5ml 程度とり、精油を 2 ～ 3 種類ブレンドしたものを 10 滴混ぜ、湯をかき混ぜながら流し込みます。1 歳以上の子供であれば、一回の入浴にバスオイル 5ml に精油を 2 滴加えたものを使用するとよいでしょう。大人の足浴の場合や手浴にも子どもと同量のものが使用できます。

　生後 6 週以前の赤ちゃんには精油は使用できませんので、ベビーバスにはハーブウォーターを 5ml 程度加えます。

◆マッサージ用ブレンドオイル（2.5％希釈）

用意するもの
- 10ml 中栓なし遮光瓶
- ホホバオイル／10ml
- 精油／合計 5 滴

作り方

マッサージで使用したタオルや衣類は取り扱いに注意！

　ブレンドオイルが広範囲に付着しているタオルや衣類を、そのまま日当たりのよい場所や高温になる場所などには放置しないようにしてください。

　また、洗濯後であっても、オイルを完全に落としきることは不可能ですので、乾燥機の使用やストーブの前で乾かすなどは避けましょう。油が発火する環境に置かないよう、十分注意してください。

遮光瓶にホホバオイルを入れ、精油を 2 ～ 3 種類（合計 5 滴）入れて、よく混ぜ合わせます。作成日と使用目的、使用した精油を書いたラベルを貼ります。ブレンドオイルは酸化が進むため、約 1 か月で使い切ります。

◆ファーナスクリーム

用意するもの

● ファーナスペレット／ 8 g

● ホホバオイル／ 12ml

● クリーム容器（精油を使用するため、ガラス製・遮光性のもの）

作り方

1. 耐熱容器にファーナスペレットを入れ、湯煎にかける（融点は 37 度なので熱湯を張ったボウルに耐熱容器をいれれば溶解します）

2. ペレットが溶けたらホホバオイルを入れ、さらによく混ぜる

3. すべて溶けたら取り出し、よくかき混ぜながら冷ます。あら熱が取れたら精油を加え、さらによく混ぜる

4. クリーム容器に入れ、1 か月で使用する

◆蜜蝋クリーム

用意するもの

● 蜜蝋／ 5 g

● ホホバオイル／ 15ml

● クリーム容器（精油を使用するため、ガラス製・遮光性のもの）

作り方

1. 耐熱容器に蜜蝋を入れ、湯煎にかける。蜜蝋の融点は 60 度以上

2. 蜜蝋が溶けたらホホバオイルを入れ、さらによく混ぜる

3. すべて溶けたら取り出し、よく混ぜ合わせて冷ます。完全に固まるまでなめらかなクリーム状になるまでよくかき混ぜてください

4.清潔なまままであれば、冷暗所で半年ほど保存は可能です。

　これらのクリームに精油を加えることで殺菌クリームや化粧クリームにすることができます。殺菌クリームなどで小児に使用する場合には5mlのクリームに合計2滴の精油を加えよく混ぜます。擦過傷や感染した皮膚への塗布が可能です。（使用期限は1か月）

● クリームに使用できる精油
風邪の場合：ファーナスクリームを基材にする
ユーカリ・ラディアタ、ラベンサラ、シナモスマ・フラグランス
擦過傷や皮膚感染：ファーナスでも蜜蝋クリームでもどちらでも可
ティートゥリー、ラベンダー・スーパー、ローズウッド、ゼラニウム・エジプト

香りの好みも大切な選択ポイント

　人間が識別できる香りの種類は3000～10000程度と言われています。人には個性があるように、好き嫌いの好みも千差万別です。誰もが好む特定の香りというものはありません。好みの香りの精油を選び、そのときの体調や症状に見合ったものを総合的に選ぶことでベストなケアができます。精油の薬理効果だけでなく、心理的相乗効果も期待しましょう。

お役立ち精油ケアグッズを作ろう

お悩み別、簡単レシピ
Therapeutic Blending for Mom and Baby

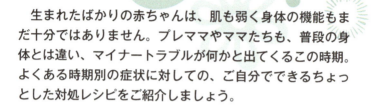

　生まれたばかりの赤ちゃんは、肌も弱く身体の機能もまだ十分ではありません。プレママやママたちも、普段の身体とは違い、マイナートラブルが何かと出てくるこの時期。よくある時期別の症状に対しての、ご自分でできるちょっとした対処レシピをご紹介しましょう。

妊娠中

　妊娠がわかってからまずできることは、皮膚の柔軟性を保つことです。妊娠中の使用可能レシピは出産や産後にも使用できるので、大いに活用してください。

保湿
用意するもの
ハーブウォーター／40ml
ホホバオイル／10ml

　上記を50mlのスプレーボトルに入れ、よく振って全身に散布します。お風呂上がりにとくに乾燥の気になる場所に散布し、しっかり塗りこんでください。

妊娠線予防（妊娠 16 週以降〜妊娠中）
大きくなっていく腹部の皮膚の柔軟性を保ち、妊娠線を予防します。

用意するもの
ロックローズ／ 2ml
ゼラニウム・エジプト／ 1ml
ベルガモット／ 1ml
イブニングプルムローズ油／ 5m
ローズヒップオイル／ 10ml
小麦胚芽油／ 10ml（小麦アレルギーの場合は他のオイルで代用）
ヘーゼルナッツオイル／全体が 100ml になるまで加える

　1日2〜3回、1回6〜8滴を妊娠線の出そうな場所に塗布し、マッサージする。

　妊娠線予防のオイルを塗布しながら、お腹の中の赤ちゃんに話しかけてみましょう。お腹全体を優しくゆっくり撫でながら、時にはお父さんにも撫でてもらうとよいでしょう。赤ちゃんとのボンディング（絆）をさらに強めましょう。
　妊娠後期には、急に大きくなった下腹部の皮膚に亀裂が生じ、痒みをともなうことが多くあります。また、肝臓にも負担がかかるために生じる生理的な皮膚掻痒感も起こります。このような場合には、保湿スプレーをした後、抗ヒスタミン作用や抗炎症作用のあるブレンドを塗布します。

皮膚掻痒感　レシピ1
用意するもの
保湿スプレー
ローズウォーター／ 50ml

お悩み別、簡単レシピ

カモマイル・ジャーマンウォーター／50ml

1日3回または痒みを感じる場合にはいつでも適量を散布。

皮膚掻痒感　レシピ2

ウォーターでも痒みがおさまらない場合には、ウォーター散布後、ブレンドオイルを塗布します。

用意するもの

タナセタム／3滴

カモマイル・ローマン／3滴

ラベンダー・アングスティフォリア／8滴

ゼラニウム・エジプト／6滴

カレンデュラオイル／全体が50mlになるまで加える

かゆみのある場所に1日3〜4回、1回6〜8滴を塗布。

皮膚掻痒感　レシピ3

用意するもの

タナセタム／3滴

タラゴン／4滴

カモマイル・ローマン／8滴

ラベンダー・アングスティフォリア／8滴

ゼラニウム・エジプト／2滴

小麦胚芽油またはヘーゼルナッツオイル／全体が50mlになるまで加える

かゆみのある場所に1日3〜4回、1回6〜8滴を塗布。

つわり（妊娠初期より使用可能）
用意するもの

バジル／2滴

ファーナスオイル／2滴

適宜、みぞおちに塗布する。あわせて、ハーブティーを飲用してもよい。

妊娠中のストレス・不安　レシピ1
用意するもの

プチグレン／2ml

カモマイル・ローマン／1ml

ポンデローザパイン／1ml

マンダリン／1ml

ホホバオイル／全体が30mlになるまで加える

1日3〜4回、1回2〜3滴をみぞおち、および手首内側、土踏まず、背中に沿って塗布する。

妊娠中のストレス・不安　レシピ2
用意するもの

イランイラン／2ml

ラベンサラ／1ml

カモマイル・ローマン／1ml

ポンデローザパイン／1ml

マンダリン／1ml

ホホバオイル／全体を15mlになるまで加える

上記と同様の塗布方法。

妊娠中のストレス・不安　レシピ3
用意するもの

タラゴン／1ml

イランイラン／0.5ml

プチグレン／1ml

マンダリン／1ml

ホホバオイル／全体が15mlになるまで加える

上記と同様の塗布方法。

自律神経失調症
用意するもの

マジョラム／2ml

ラベンダー・アングスティフォリア／2ml

カモマイル・ローマン／1ml

ホホバオイル／5ml

必要に応じて、1回4〜5滴をみぞおち、および手首内側、土踏まずまたは背骨に沿って塗布する。

激しい不安、ストレス、不安症
用意するもの

プチグレン／6ml

ラベンダー・アングスティフォリア／2ml

ラベンサラ／2ml

必要に応じて、1回3〜4滴をみぞおちに塗布する。

不眠症　レシピ1
用意するもの
イランイラン／0.5ml
ラベンダー・アングスティフォリア／0.5ml
ベルガモット／1ml
ポンデローザパイン／0.5ml
ラベンサラ／1ml
ホホバオイル／全体が30mlになるまで加える

就寝15分前に、1回3〜4滴をみぞおち、および手首内側、または土踏まずに塗布。

不眠症　レシピ2
用意するもの
ラベンサラ／5ml
ラベンダー・アングスティフォリア／2ml
プチグレン／3ml

就寝前に8〜10滴を背骨に沿って塗布する。または、太陽神経叢に塗布する。

不眠症　レシピ3
用意するもの

マートル CT1 ／ 2ml

マジョラム ／ 2ml

イランイラン ／ 1ml

マンダリン ／ 3ml

ホホバオイル／全体が 15ml になるまで加える

1回4滴を陽神経叢および手首内側あるいは土踏まずに塗布する。

神経的疲労　または　肉体的疲労
用意するもの

ラベンサラ ／ 5ml

マジョラム ／ 2ml

ローズウッド ／ 2ml

朝夕、1回8 〜 10滴を背骨に沿って塗布する。

神経性頭痛　レシピ1
用意するもの

ラベンダー・アングスティフォリア ／ 4ml

カモマイル・ローマン ／ 1ml

必要に応じて、1回3滴、痛む患部、みぞおち、および手首内側に塗布する。

神経性頭痛　レシピ2
用意するもの
プチグレン／3ml

マンダリン／2ml

必要に応じて、1回3滴、痛む患部、みぞおち、および手首内側に塗布する。

風邪　レシピ1
用意するもの
ユーカリ・ラディアタ／3ml

ラベンサラ／3ml

ティートゥリー／2ml

タイム・ツヤノール／2ml

1日6回、1回6～8滴を胸と背中に塗布する。

風邪　レシピ2
用意するもの
ユーカリ・ラディアタ／3ml

ラベンサラ／4ml

ローレル／1ml

タイム・ツヤノール／2ml

1日5回、1回8滴を胸と背中に塗布する。

風邪　レシピ３（初期症状または予防）
用意するもの

ユーカリ・ラディアタ／2ml

ラベンサラ／1ml

ローズウッド／1ml

中性ジェル（ジェルナチュレ）／全体が60mlになるまで加える

1日数回、胸と背中に適量塗布する。

風邪　レシピ４（初期症状または予防）
用意するもの

ユーカリ・ラディアタ／2ml

ラベンサラ／3ml

ローズウッド／1ml

ファーナスオイル／全体が15mlになるまで加える

1日3回、8滴を胸と背中に5日間塗布する。

風邪　レシピ５（急性）
用意するもの

ティートゥリー／2ml

ラベンサラ／2ml

イヌラ／0.5ml

ユーカリ・ラディアタ／1ml

中性ジェル（ジェルナチュレ）／全体が60mlになるまで加える

1日4回、胸と背中に5日間塗布する。

熱の花または帯状疱疹の初期症状
用意するもの
ラベンサラ／5ml
タイム・ツヤノール／2ml
ティートゥリー／3ml

1日6〜8回、1回2〜3滴を、患部に塗布。2〜3日続ける。

便秘　レシピ1
用意するもの
タイム・リナロール／2ml
ジンジャー／1ml
ローズウッド／3ml
マンダリン／2ml

ちょっとコメント ● 風邪の対処

風邪症状がある場合のレシピに加えて、同時に吸入をお勧めします。
●用意するもの● 　ラベンサラ　　ローズウッド　　ティートゥリー　　マートルCT1　　イヌラ　　ユーカリ・ラディアタ
以上の精油のうち3〜全種類を適量ずつブレンドしたものを1滴のみスポイトで取り、熱湯を入れた湯のみに垂らして鼻と口で蒸気とともに蒸発した精油を吸入します。5分ほど行い、さらに熱湯を足してもう5分吸入すれば、症状がずいぶん楽になるでしょう。

ホホバオイル／全体が 30ml になるまで加える

　1 日 2 回、1 回 6 〜 8 滴を下腹部に時計回りに塗布。

便秘　レシピ 2
用意するもの

マンダリン／ 2ml

ジンジャー／ 1ml

ローズウッド／ 1ml

アカマツ・ヨーロッパ／ 0.5ml

ファーナスオイル／全体が 15ml になるまで加える

　1 日 2 回、1 回 10 滴を下腹部に時計回りに塗布。

便秘　レシピ 3
用意するもの

コリアンダー／ 0.5ml

ジンジャー／ 0.5ml

ローズウッド／ 3ml

ファーナスオイル／全体が 50ml になるまで加える

　1 日 3 回、1 回 6 〜 8 滴を背中の下方に軽いマッサージで塗布する。

筋肉のひきつれ
用意するもの

ラベンダー・スーパー／ 1ml

タラゴン／0.5ml

イランイラン／0.5ml

ポンデローザパイン／3ml

ファーナスオイル／全体が15mlになるまで加える

　必要に応じて4〜6滴を患部に塗布してマッサージする。

会陰部の柔軟化　レシピ1
用意するもの
ラベンダー・アングスティフォリア／5ml

タラゴン／3ml

イランイラン／1ml

プチグレン／5ml

ファーナスオイル／全体が100mlになるまで加える

　1日2回、1回6滴を下腹部および腰部に塗布。出産予定日の前日まで15日間続ける。

会陰部の柔軟化　レシピ2
用意するもの
カレンデュラオイル

　入浴時、適量を手に取り、親指を会陰内側に入れ他の4指を外側に添えて4時〜8時の方向に皮膚を伸展させるようにマッサージする。妊娠37週から開始し、出産になるまで1日1回おこなう。

出産

　ここで紹介する処方は皮膚刺激の強いクローブや、ホルモン様作用をするパルマローザとタイム・ゲラニオールを含むため、これ以外の目的での使用は避けてください。

子宮収縮強化
用意するもの
パルマローザ／6ml

タイム・ゲラニオール／3ml

クローブ／1ml

ホホバオイル／全体が30mlになるまで加える

　陣痛促進のために、陣痛が開始したら1回6〜8滴を腰部に塗布。分娩が近付いたら、1回6〜8滴を、45分ごとに陣痛部位に塗布しマッサージする。

陣痛促進
用意するもの
クローブ／1ml

パルマローザ／9ml

ホホバオイル／10ml

　分娩中は10〜15分おきに、1回10滴を背骨の下部に塗布し、マッサージする。

　予定日を迎えた妊婦の陣痛を促進するためには、1日3回、1回15滴を背骨の下部に塗布しマッサージする。

出産への精神的準備
用意するもの

ローレル／ 1ml

ラベンダー・アングスティフォリア／ 1ml

カモマイル・ローマン／ 2ml

ポンデローザパイン／ 3ml

ヘーゼルナッツオイル／全体が 10ml になるまで加える

1回2～3滴を手首の内側に垂らし、手をカップのようにして吸入する。必要な時に何度でも繰り返す。

同時に、バッチフラワーレメディーを適宜摂取するとよいでしょう。

緊急帝王切開のあと、またはトラウマの強い出産後
用意するもの

カモマイル・ローマン／ 2ml

プチグレン／ 2ml

フランキンセンス／ 0.5ml

ラベンサラ／ 0.5ml

1日4～5回、1回3～4滴をみぞおち、および手首内側、土踏まずあるいは背骨に沿って塗布する。

産後

産後うつ　レシピ1
用意するもの
ラベンサラ／2ml

ポンデローザパイン／2ml

レモンバーベナ／1ml

カモマイル・ローマン／2ml

ホホバオイル／全体が15mlになるまで加える

　必要なときにいつでも、1回3〜4滴をみぞおち、および手首内側、土踏まず、背骨に沿って塗布。

　このような場合には、同時にバッチフラワーレメディーのレスキューレメディーを摂取するのもおすすめです。
　また、就寝前のお部屋にラベンダー・アングスティフォリア、ラベンサラ、マンダリン、イランイラン、プチグレンなどお好きな香りをブレンドしてスプレーやアロマストリームで香りを漂わせておくのもいいでしょう。

産後うつ　レシピ2
用意するもの
シナモスマ・フラグランス／2ml

タイム・ツヤノール／1ml

ローズウッド／1ml

ティートゥリー／1ml

ホホバオイル／全体が30mlになるまで加える

84　第2章　アロマセラピーに挑戦！

1日1～2回、1回20滴を背骨に沿って塗布する。あるいは、みぞおち、および手首内側、土踏まずに塗布する。

乳頭亀裂
用意するもの

ロックローズ／ 0.6ml

ゼラニウム・エジプト／ 0.3ml

ラベンダー・スーパー／ 0.3ml

ミルラ／ 0.3ml

ローズマリー・ベルベノン／ 0.6ml

アルガンオイル／ 5ml

小麦胚芽油またはカレンデュラオイル／全体が15mlになるまで加える

授乳後、温かいタオルで乳汁や唾液を拭き取り、完全に乾かしてから塗布。完全に治癒するまで、1日2～3回、適量を患部に塗布。

上記を蜜蝋のクリームに適量まぜて使用するとさらに効果的です。授乳する場合には、温かいタオルで拭き取ってから授乳しましょう。

乳腺が詰まった場合
用意するもの

マジョラム・ウインター／ 2ml

ティートゥリー／ 6ml

ローレル／ 1ml

マスティックトゥリー／ 1ml

1日4回、しこりの患部に4滴を10日間塗布する。

乳幼児（生後３か月〜６歳）

風邪　レシピ１
用意するもの
ローズウッド／ 1ml

ユーカリ・ラディアタ／ 0.5ml

ラベンサラ／ 0.5ml

ホホバオイル／全体が 30ml になるまで加える

　1日3回、6滴を胸と背中に軽くすりこむように塗布する。

風邪　レシピ２
用意するもの
ユーカリ・ラディアタ／ 3ml

ラベンサラ／ 3ml

ティートゥリー／ 2ml

タイム・ツヤノール／ 2ml

　1日6回、1回3〜4滴を3滴のホホバオイルに混ぜて胸と背中に塗布。

免疫力を高める入浴
用意するもの
ラベンサラ／ 2ml

ユーカリ・ラディアタ／ 1ml

ローレル／ 0.5ml

バスオイル（乳化剤）／全体が 100ml になるまで加える

5mlをお湯によく混ぜて入浴する。

のどの炎症
用意するもの

ユーカリ・ラディアタ／1ml

タイム・ツヤノール／1ml

ファーナスオイル／8ml

1日4回、1回4滴を首に塗布。5日間続ける。

急性耳炎
用意するもの

タナセタム／0.5ml

ユーカリ・ラディアタ／3ml

ユーカリ・レモン／3ml

ティートゥリー／2ml

中性ジェル／全体が15gになるまで加える

1日5～6回、耳の周囲に塗布する。5日間続ける。

耳炎
用意するもの

ローズウッド／1ml

ユーカリ・ラディアタ／0.5ml

ラベンサラ／0.5ml

ホホバオイル／全体が30mlになるまで加える

1日4回、1回3滴を耳の周囲に塗布する

便秘
用意するもの

マンダリン／2ml

ジンジャー／0.3ml

ローズウッド／0.3ml

ヘーゼルナッツオイル／全体が15mlになるまで加える

　朝夕、1回4滴を下腹部に時計回りに塗布し、マッサージする。乳児であれば、同時にうつ伏せ運動もすると効果的です。

不眠
用意するもの

スパイクナード／0.3ml

ラベンサラ／0.4ml

プチグレン／1ml

ラベンダー・アングスティフォリア／0.3ml

ホホバオイル／全体が50mlになるまで加える

　就寝15分前、背中に3〜4滴をやさしく塗布する。

リラックスのための入浴1（生後すぐから使用可能）
用意するもの

カモマイル・ローマンハーブウォーター／300ml

ラベンダー・アングスティフォリアハーブウォーター／100ml

ネロリハーブウォーター／ 100ml

1 回 20ml をお湯によく混ぜて入浴する。

リラックスのための入浴 2
用意するもの

カモマイル・ローマン／ 1ml

マンダリン／ 2ml

イランイラン／ 0.5ml

バスオイル（乳化剤）／全体が 100ml になるまで加える

5ml をお湯によく混ぜて入浴する。

免疫を高めるための入浴（生後すぐからの使用可能）
用意するもの

ティートゥリーウォーター／ 200ml

ローズウォーター／ 200ml

ラベンダー・アングスティフォリアウォーター／ 100ml

1 回 20ml を入浴のお湯に加える。

歯が生え始めたころのぐずり、興奮を鎮める
用意するもの

マンダリン／ 1 滴

カモマイル・ローマン／ 1 滴

ヘーゼルナッツオイル／ 2 滴

適量をとり、みぞおちに塗布する。

ハチに刺された場合

　ラベンダー・スピカを刺された場所に原液で 1 ～ 2 分の間、乾燥したら塗布するのを繰り返す。20 分しても効果があらわれないときは、病院への受診が必要です。腫れがひきはじめたら、1 時間ほど 5 分おきに塗布を繰り返す。

鼻血
用意するもの

ロックローズ／ 2ml

ゼラニウム・エジプト／ 3ml

ホホバオイル／ 5ml

　3 滴をティッシュに垂らして、鼻の中に入れる。

吐き気、乗り物酔い
用意するもの

プチグレン／ 3ml

カモマイル・ローマン／ 1ml

イランイラン／ 1ml

マジョラム／ 1ml

ヘーゼルナッツオイル／全体が 15ml になるまで加える

　1 日 3 ～ 4 回、3 滴を腹部と背中の下方に塗布する。必要に応じて繰り返す。

興奮・発熱 1
用意するもの

プチグレン／ 5ml

マンダリン／ 5ml

ラベンダー・スーパー／ 5ml

　毎時 10 〜 15 分間、10 滴程度をアロマストリームで散布する。

興奮・発熱 2
用意するもの

プチグレン／ 2ml

マンダリン／ 2ml

ラベンダー・スーパー／ 2ml

中性ジェル／全体が 50ml になるまで加える

　必要に応じて、適量を手首内側、背骨に沿って、または土踏まずに塗布する。

ストレス・神経過敏
用意するもの

イランイラン／ 2ml

ラベンダー・スーパー／ 13ml

　毎時 10 〜 15 分間、10 滴程度をアロマストリームで散布する。

ストレス・神経過敏
用意するもの
イランイラン／ 0.5ml

ラベンダー・スーパー／ 4.5ml

中性ジェル／全体が 50ml になるまで加える

　必要に応じて、適量をみぞおち、および手首内側、土踏まず、背骨に沿って塗布する。

その他、役に立つ日常のレシピ
● 油性の汚れやシールをはがした後のベタベタには、オレンジやレモンの柑橘系精油を原液でティッシュにつけて拭き取るときれいに取り除くことができます。ただし、プラスチック製品には使えません。

● トイレやキッチンにはティートゥリーに柑橘系の精油を混ぜたスプレー（p.65 参照）を作ればバクテリアを殺菌でき、環境にも人間にも優しいものになります。ベッドリネンや洋服にも時々スプレーすれば、ダニや体臭が気にならなくなるでしょう。

● お散歩に出かけた時にお気に入りの木のチップや実を拾っておき、ドライフラワーに混ぜてお皿に入れ、精油を垂らせばポプリができます。

● 夏のお洗濯に汗臭さが気になる場合は、バスオイルに精油を 5 〜 6 滴混ぜて洗濯槽に入れれば、脱臭できます。また、部屋干しも気にならなくなります。

手軽な味方、ハーブウォーターを使おう
Herb Water Basics

　アロマセラピーには興味があるけれど、使用するには自信がないという方には、気軽に安心して使用できるハーブウォーターがおすすめです。p.43 も参照しながら、ここではママと赤ちゃんに特に使いやすいものをピックアップしてご紹介しましょう。

ハーブウォーターの品質

　ハーブウォーターは肌に使用するだけでなく、口に含むこともありますので品質の確かなものを使用しましょう。

- 原料となる植物は、無農薬、有機栽培されている
- 水蒸気蒸留に使用する水は、厳選されている
- 蒸留後、一般細菌数・ph・香りなどを確認している
- 容器は除菌されており、遮光性がある
- 充填環境も管理されている
- 充填後のハーブウォーターは冷暗所で保管され、随時内容成分や品質がチェックされている
- 販売店でも冷暗所で保管されている

　また、ご自身で開封された後は、清潔な状態で冷暗所で保管しましょう。開封後は 3 か月以内に使用しましょう。

手軽なケア用品の作り方と使い方

◆うがい

喉の炎症や口臭予防のためには、そのままのウォーターを 15ml 程度でうがいします。毎日の予防的使用には、5 倍程度に薄めたものでも結構です。

◆沐浴

浴槽に 20 〜 30ml を加えます。部分浴（足浴／手浴）には 5 〜 10ml 程度で結構です。生後すぐの赤ちゃんにも使用できます。ベビーバスには 5ml 程度です。

◆塗布

そのままパッティングしても結構ですが、スプレーボトルに入れ替えると使用が容易になります。刺激が強く感じる場合には精製水で 2 〜 3 倍に希釈しますが、その場合には雑菌が繁殖しやすくなるため、1 週間以内で使い切りましょう。

◆湿布・パック

ガーゼやコットンにハーブウォーターを浸します。また、クレイパックの場合にはクリーム状になる程度までハーブウォーターを加えます。

◆ペット

5 倍以上希釈して様子を見ながら加減してください。猫への使用は、毛をなめてしまうため、特に注意が必要です。

◆リネンウォーター

洗濯のすすぎ水にハーブウォーターを 20ml 加えたり、アイロンがけのスプレーとしてそのまま、または水で 2 〜 3 倍に薄めて使用します。

◆加湿器の水

風邪の流行る時期に加湿器の水に 5 倍程度薄めて使用します。

お母さんと赤ちゃんによく使われるハーブウォーターとその使い方

カモマイル・ジャーマンウォーター
Matricaria recutita

かゆみや炎症に非常に役立ちます。抗炎症作用、抗菌、抗ウイルス作用があります。カンジダ菌の繁殖抑制に効果的。また、保湿作用が期待できます。(キク科のアレルギーのある方は注意してください)

使用方法

アトピー性皮膚炎などの痒みが強い場合に使用します。
そのままスプレーしたり、キャリアオイル 10ml に 5ml 程度入れ、手の中で温て混ぜ合わせて皮膚に擦り込むように塗布してください。おむつかぶれや皮膚が乾燥してかゆみがある場合には、ベビーバスに 5ml 入れて沐浴します。

カモマイル・ローマンウォーター
Chamaemelum nobile

かゆみや炎症に非常に役立ちます。消化不良を起こしたり、イライラしている赤ちゃんやお母さんにおすすめです。また、乾燥肌や敏感肌に効果的です。(キク科のアレルギーのある方は注意してください)

使用方法

キャリアオイル 10ml に 5ml 程度入れ、手の中で温めて混ぜ合わせて皮膚に擦り込むように塗布してください。おむつかぶれや皮膚が乾燥してかゆみがある場合には、ベビーバスに 5ml 入れて沐浴します。ひどく乾燥している肌には、ローズウォーターやゼラニウムウォーターとブレンドして用いるとよいでしょう。

ティートゥリーウォーター
Maleleuca alternifolia

抗菌、抗真菌、抗ウイルス作用が期待できます。MRSA（メチシリン耐性黄色ブドウ球菌）、カンジダ菌の繁殖抑制に効果が期待できます。免疫調整作用が期待できます。おむつかぶれや真菌感染のある場合に、その患部に塗布します。

ネロリウォーター
Citrus aurantium

中枢神経を穏やかに鎮めてくれます。親子関係がうまくいかない母児やストレスのたまった育児中に使用することで気持ちをリラックスさせてくれます。また、ストレスからくる消化不良や腹痛や便秘にも効果的です。

使用方法
スプレーボトルに入れ、お風呂上がりのローションとして全身にそのまま散布します。消化不良や便秘には、キャリアオイル 10ml に対して 5ml 程度入れ、手の中で温めてから腹部に塗布し、時計回りに優しくマッサージするとよいでしょう。

ラベンダーウォーター

Lavandula angustifolia

お肌のタイプを問わず、炎症やかゆみの軽減に最適です。傷の洗浄や抗炎症作用、日焼け後のケアに使用します。

使用方法

日焼け後には、スプレーボトルに入れ患部に直接散布します。火照りがひどい場合には、ガーゼにしみ込ませて患部に湿布するとよいでしょう。おむつかぶれには、ラベンダーウォーターとカモマイル・ローマンウォーターを 50ml ずつブレンドし、お尻をきれいにした後、スプレーで散布したりベビーバスに 5ml 入れて沐浴します。

レモンバームウォーター

Melissa officinalis

妊産婦や赤ちゃんに心強い味方です。不眠の方にも最適です。皮膚の洗浄や湿疹の鎮静、日焼け後のケア、不安の強い妊婦への使用がオススメです。

使用方法

日常のスキンケアローションとして全身に使えます。また、妊娠初期で精油が使用できない期間の妊婦にも、キャリアオイル 30ml に対して 10ml 程度ウォーターを加えたものでマッサージしてもよいでしょう。また、赤ちゃんのおむつかぶれに、ラベンダーウォーターやカモマイル・ローマンウォーターに混ぜて使用することもできます。

ローズウォーター
Rosa damascena

　こころとからだと魂のバランスを整えるには最高のウォーターです。香りもよいことから、ローションとして全身に使用できます。カンジダ菌の繁殖抑制に効果的。皮膚の収斂や強化に最適、乾燥肌や疲れた肌に適しています。赤ちゃんと一緒にお風呂に入るときに 20ml 程度湯に混ぜるとよいでしょう。

第3章
バランシングセラピーと
ベビーマッサージ
Balancing Therapy and Baby Massage

　10か月もの間、赤ちゃんはお母さんの子宮の中という、安全で守られた完全な環境で育ちました。そして分娩という非常に大きな変化を乗り越え、初めての外界を経験することになります。今までの赤ちゃんを取り巻いていた完璧な環境は一変し、自分を取り巻く環境全てへの順応を余儀なくされます。

　このようなとても大きな変化を経験している赤ちゃんの受けているストレスをできるだけ軽減し、外界へのスムーズな適応や健やかな成長を促してあげましょう。

　生後すぐからできるバランシングセラピーとその後の成長を促すベビーマッサージをご紹介します。

触れることの大切さ
Benefits of Touch

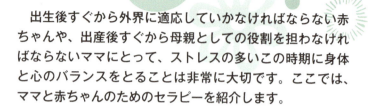

　出生後すぐから外界に適応していかなければならない赤ちゃんや、出産後すぐから母親としての役割を担わなければならないママにとって、ストレスの多いこの時期に身体と心のバランスをとることは非常に大切です。ここでは、ママと赤ちゃんのためのセラピーを紹介します。

マッサージの歴史

　マッサージ（massage）という言葉はフランスで生まれた手技療法（massage／マサージュ）を指します。この療法は、直接皮膚に施術することによって主に、静脈系血液循環の改善やリンパ循環の改善を目的にした手技療法です。

　この語源は、アラビア語の「押す（Mass）」、ギリシャ語「こねる（Sso）」、また、ラテン語の「手（Manus）」という言葉からきたものとも言われています。つまり、マッサージは、「手をもって、こねる、押す」という意味となります。

　紀元前4〜5世頃、ギリシアの医師ヒポクラテスは、他の医師たちに対し、「医師は多くのことに精通していなければいけないが、その中でもマッサージについてはとくに重要である。マッサージによって緩んでいる関節を固め、硬直している関節を緩めることができる」と説いたといわれています[※1]。

　また、歴史上、触れることによって古来より多くの癒しがおこなわれてきたという記述はいたるところにみることができます。

　16世紀後半、フランスの医師であるアムグロアスバレーがマッサージの効能や必要性を説き、医療術を研究したことにより、フランスではマッサー

ジ療法が広まっていきました。18 〜 19 世紀にかけて、スウェーデンのバー・ヘンリック・リングが治療体操を用いてマッサージについて研究をし、マッサージが広まりました。これ以来、オランダ、ドイツ、ポルトガルなどヨーロッパ各地に広まり、マッサージ医療が医療術の一つとして確立され、研究とともに術式の改善もされ、臨床応用の新しい分野を内科、外科、整形外科と開拓し、近代医療マッサージの体系を確立しました。

　日本においては、「按摩」が古くより用いられていましたが、昭和 20 年、陸軍軍医の橋本乗晃が、フランスでおこなわれていたマッサージを視察し、日本に紹介したといわれており、その後、軍医であった長瀬時衡がこれを日本で最初に医療マッサージとして活用したのが始まりといわれています。

✳ 日本でのベビーマッサージ

　日本において最初のベビーマッサージは江戸時代に遡ります。当時は「小児按摩」という名前で呼ばれており、明治 18 年には、医療技術としてのオイルを使用したベビーマッサージもすでにおこなわれていました。しかし第二次世界大戦後の米国からの影響で「抱かない育児法」が主流になるにつれて、親子間の触れ合いとしてのベビーマッサージは失われてしまいました。この育児法とは、子どもが泣くことを甘えと捉え、泣き声に親がコントロールされるべきではなく、早く独立心や自立心を持たせるべきという考え方のもとおこなわれたものでした。

　しかし、近年になり子どもの健やかな発達には、触れられること（タッチ）による皮膚刺激が重要な役割を担っていることが研究によって明らかになるにつれ、現在でいわれるベビーマッサージが積極的におこなわれるようになってきました。日本では、最初に「インファントマッサージ」と呼ばれる乳幼児におこなうマッサージが当時看護師であったヴィマラ・マクルアーによって紹介され、1997 年に IAIM という団体が設立されました。これと前後して 1976 年に産婦人科医でもあったフレドリック・ルボワイエ

触れることの大切さ　*101*

によって確立されたベビーマッサージが、「ベビーマッサージ」として日本に紹介され、徐々に臨床にも応用されるものとなっていきました。

✳ タッチで心身のバランスを整える

　遥か昔から、触れられること（タッチ）は、もっとも自然で強力な癒しのテクニックとして世界中でおこなわれてきたことは前述した通りです。とくに妊娠、出産、育児において痛みを取り除いたり、その過程を容易にしたり、回復を早めたり、そして赤ちゃんの外界への適応を容易にするためのツールとして利用されてきました。タッチは、体の緊張部位を取り除くだけでなく、心のトラウマも軽減し、心身ともにストレスから解放し心身のバランスをとるために使用され、健やかな成長を促すツールでもあります。

　赤ちゃんにとって、初めて受けるもっとも強いマッサージは分娩そのものです。長時間にわたる陣痛は、お母さんに完全に依存する子宮内環境にいた赤ちゃんを、子宮外での生活に順応できるように準備する手助けをします。この陣痛からの皮膚刺激によって、赤ちゃんの末梢神経システムや主要な内臓が刺激を受け、子宮外での生活に赤ちゃん自身がなじむ手助けをしているのです。

　また、その刺激を直接受ける皮膚は、第2の脳とも呼ばれています。その理由は受精後、細胞分裂の段階において、皮膚になる細胞と中枢神経になる細胞が同部位から発生するためです。つまり中枢神経は背骨の中に、そして外部に向かって開いた細胞が皮膚となっているのです。これにより、皮膚刺激を与えることで、それに繋がっている中枢神経を刺激することができます。

　1248年、ドイツ皇帝フレデリック2世は、言葉を聞くことなく育った赤ちゃんが初めに何語を話すようになるのかを調べる実験をしました。赤ちゃんは乳母に預けられ、乳母は赤ちゃんに話しかけたり触れたりすることを

生まれる前&誕生直後からできること

　赤ちゃんはお腹にいる13週からすでに皮膚感覚が生じ、触れられていることを感じることができます。20週ころには聴覚がほぼ完成するといわれています。胎動を感じる前から、お腹にいる赤ちゃんに話しかけ撫でてみましょう。羊水を通じて振動は伝わり、赤ちゃんの皮膚を優しく撫でることでしょう。胎動を感じたら、必ずお腹を触って赤ちゃんにメッセージを届けてください。それに対して、赤ちゃんも返事をするように動いてくれるはずです。

　出生直後から一定期間、赤ちゃんは子宮の中にいた姿勢と同様の形、いわゆる「胎児姿勢」と呼ばれる姿勢を好んでとります。この時期はストレッチしたり裸になるなど、開放的な姿勢は好みません。何かしら危険や不安を感じると、筋肉を収縮させ手足を縮め丸まった、赤ちゃんにとって安心できるこの姿勢に戻るのです。この時期には、お洋服の上からやさしく撫でたり、ただ手をやさしく体の上においてあげたりするだけでも、十分に赤ちゃんにはタッチによる愛情が伝わります。

　また、あまり十分に赤ちゃんと過ごす時間のないお父さんたちには、赤ちゃんと一緒にお風呂にはいることをお勧めします。お風呂に入り、リラックスした時間を赤ちゃんと過ごすことにより、普段できないスキンシップを十分楽しむことができます。お風呂に入りながら、やさしくお湯をかけたり、撫でてあげてください。また、リラックスした手で石鹸を使って身体を洗いながら撫でてあげるのも効果的です。

　マッサージはかならず手順通りにやらなければいけないわけでもないですし、マッサージでなければならないことはありません。「できるときにできるところを撫でる・触れる」ことから始めましょう。

触れることの大切さ **103**

禁じられました。その結果、どの赤ちゃんも言葉が話せるようになる前に死んでしまいました。1894年には、L.Emmett Halt博士はその著書の中で、[*2]「赤ちゃんが泣くことは肺が広がり、いい運動になるので、毎日何分かは繰り返し泣かせましょう。赤ちゃんのエクササイズとして、顔が赤くなり叫ぶくらい、大きくやかましいくらい泣くべきです。」そして、「赤ちゃんは一人で寝かせましょう。寝かせるために揺らしたりするのは必要ありませんし、場合によっては有害でもあります。」としています。この著書の記述は1960年代までアメリカ政府のパンフレットに推奨されていました。[*3]その結果、アメリカでは孤児院で育てられた1歳以下の乳幼児死亡率はほぼ100%だったのです。長く泣かせておくことは、赤ちゃんにとって想像以上にストレスになります。乳児は静かにゆすったり触れたりする刺激が必要です。これにより脳の発達を刺激し、全身の血液循環も促進され、肺のうっ血は抑制され消化が助けられます。私たちが赤ちゃんをゆするとき、毎分約60〜70回の周期で揺り動かします。これは、おとなの平静時平均心拍数と同数です。大人にとってのゆったりとしたリズムは、赤ちゃんにとっても安らぎを感じるリズムでもあるのです。

　1966年に日本では『スポック博士の育児書』が出版され、内容の一部が改訂され続けながらも2004年第8版まで出版されています。その内容には、添い寝は自立を妨げるという記述もありますが、赤ちゃんには出生直後からの母親とのコンタクトが必須です。それにより、身体が暖まり、呼吸と脈拍が安定し、血液中のストレスホルモン量も少なくなります。皮膚刺激を受けなければ、どんなに清潔で栄養状態もよくケアされた赤ちゃんも生き延びることはできません。まさに皮膚は生命の器官であり、その皮膚に触れることにより、より健康を増進し、発達を促すことができるのです。「タッチ」を感じる皮膚感覚は、胎児のもっとも早い時期に発達する感覚器であり、すべてのはじまりでもあります。タッチにより、私たちは愛情も栄養も受け取り、これからの人生を歩むための基盤をしっかりと形成していくのです。

赤ちゃんへのマッサージの利点

マッサージをすることにより以下のようなメリットが得られます[※4]。

- 体重増加率がよくなる
- 睡眠覚醒行動がより組織化される(つまり覚醒時にはより活発になり、入眠しやすくまたよく眠るようになる)
- 過敏性・いらいらが落ち着き、あまり泣かなくなる
- 疼痛を緩和できる
- ストレスホルモンが減少する
- 免疫機能を増強する
- カロリー摂取量はほぼ同じにもかかわらず、マッサージをした未熟児としなかった未熟児では、体重の増加にかなりの差がみられる[※5]。
- マッサージすることにより、唾液中のコルチゾールの値が下がる。また、眠りに入るまでの時間も短縮する[※6]。

● セラピー期間中の体重増加 [※7]

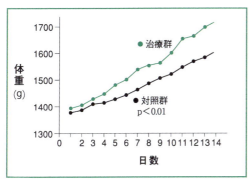

Field TM, et al: Tactile/kinesthetic stimulation effects on premature naorates, Pediatrics, 77(5): 654-658, 1986

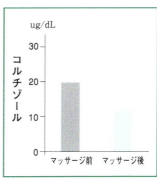

Field TM, et al: Massage therapy for infants of depressed mothers, Infant Behavior and Development, 19: 107-112, 1996

障害のあるベビーへのマッサージ

● 運動機能に制限のある赤ちゃん

　マッサージをすることによって、可動域を広げ、血行を促進しリラックスさせることができます。リラックスすることにより全身の筋緊張が低下し、腹筋が緩むことによって腸蠕動を活発にし消化吸収しやすくなります。これにより便秘が解消され、腸内のガス貯留も解消され、これらによる不快感も軽減できます。また、通常、運動機能の障害により血液循環も阻害されているため、四肢は冷たく免疫も低下しやすい状態にあり、そのため感染症にかかりやすくなってしまいます。全身の血液循環の悪さはまた、さらなる痙攣や筋緊張につながります。

　マッサージをすることによって、緊張がとれ、全身が温かくなることによって免疫が上がり、不快症状が軽減されます。筋緊張がなくなることによってうつ伏せができるようになり、それによって腹筋が緩みガスの排出や腸蠕動が活発になり便秘が解消されます。[*8]

● 視覚や聴覚に障害のある赤ちゃん

　視覚や聴覚に障害がある赤ちゃんの場合、それを補うかのように残りの感覚器が非常に鋭敏になることがわかっています。そのひとつに触覚があげられます。触覚を使い赤ちゃんが周囲を理解するのを手伝います。マッサージしながら触れた場所を赤ちゃんの見えやすい位置に持っていったり、声に出して言葉で説明することによって、赤ちゃん自身がボディーイメージを作りやすくしていくことができます。

● 母児分離が長かった場合

　保育器の中やNICUに長くいて、お母さんが触ることが難しい状態だった赤ちゃんには、お母さん自身も赤ちゃんに慣れていくことが必要です。お母さんは温かい手で、まずは赤ちゃんに触れましょう。どこでも結構です。手をかざすようにし、そこから自信が持てれば、少しだけ軽く撫でてみま

す。さらに慣れてくれば、頭から少しずつ始め、肩→背中→腕→足までの
マッサージを行ってみましょう。できる場所をできる時におこないましょ
う。順番が大切ではありません。赤ちゃんに触れることが大切なのです。

バランシングセラピーをやってみよう

Let's Try Balancing Therapy for Newborns

　出生直後から生後約2か月程度までは、赤ちゃんにとって非常にデリケートな時期です。この時期は子宮内の生活から一変し、外界の状況に適応しながら成長を遂げていかなければなりません。バランシングセラピーによって、赤ちゃんの心身にかかるストレスを軽減してあげましょう。

✳ バランシングセラピーってどんなもの？

　赤ちゃんは生後すぐから約1～2か月のあいだ、「胎児姿勢」と呼ばれる、手足を屈曲させ丸まった姿勢をとります。この姿勢が、この時期の赤ちゃんにとっては一番心地よい姿勢です。沐浴時や深い眠りに入ると、手足の緊張がほぐれリラックスするので、ややストレッチした姿勢になりますが、それ以外はこの屈曲した「胎児姿勢」を基本的にはとります。そのため、この時期の赤ちゃんは無理なストレッチを非常に嫌がります。赤ちゃんにとって「胎児姿勢」は子宮内にいたときの安心できる姿勢の再現でもあり、自分を外界の刺激から遮断するための守りの姿勢でもあるのです。

　バランシングセラピーは、不慣れな外界に適応していかなければならない、非常に不安定なこの時期の赤ちゃんのストレスを緩和し、身体のバランスを整え、健全な成長を促すことを目的とします。また、母親にとってもストレスの多いこの時期に、赤ちゃんと触れ合う時間を増やすことによって絆を深め、育児をスムーズにしてくれます。

第3章　バランシングセラピーとベビーマッサージ

最適な時期と方法

　生後すぐから数か月間は、赤ちゃんにとっては外界に適応するための非常にストレスの多い時期です。この時期は胎児姿勢を好みますが、一方で成長のためには、触れられることも非常に重要な時期となります。しかし、ベビーマッサージのように大きなストレッチを取り入れた手技では、逆にストレスを与えてしまうこともあります。

　こういった理由から、生後すぐからストレッチが好きになる時期までのエクササイズとして、バランシングセラピーをおこなうことができます。そして、首がすわり洋服を脱いだり開放的な姿勢を好んでとるようになる生後2～3か月程度になれば、次のステップであるベビーマッサージに移行します。（p.118 参照）

　バランシングセラピーが最適な時期には、洋服を脱ぐのも嫌がりますし、ストレッチも好きではありません。ですので、この時期は洋服は着たまま、主に圧力を加えるような手技で、ゆっくりと洋服の上から優しく撫でさするような動作が主流となります。

バランシングセラピーに挑戦しよう！

　次のページからバランシングセラピーの手順を写真でご紹介します。この手順のままおこなう必要はありません。どこから始めても結構です。赤ちゃんの様子をよく見ながら、赤ちゃんとの触れ合いを大切に、温かい場所でゆっくりと楽しみながらおこないましょう。

顔と頭

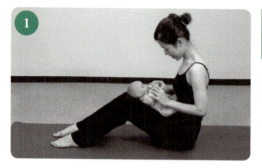

太股の上に赤ちゃんを乗せ、視線を合わせます。

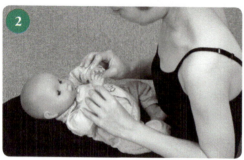

赤ちゃんの両手を合わせて手のひらを擦り合わせたりして遊びましょう。

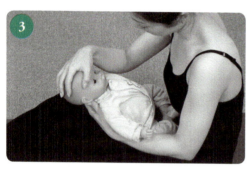

片手で首を支え、もう片方の手のひら全体を使って丸く赤ちゃんの頭全体を撫で回します。

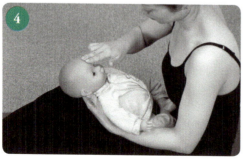

額の中心から眉毛の上を側頭に向かってくるくると円を描くように指先で撫でます。

顔と頭

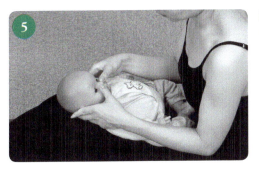

両親指で鼻の付け根から尾翼を広げるように撫で下げます。

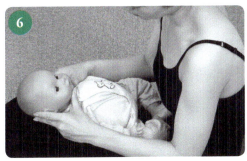

顎の中心から左右の顎の骨に向けて親指でストレッチします。

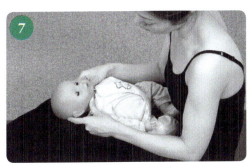

顎の下も少しストレッチさせて、首のシワになった部分が赤くなっていないか確認しましょう。

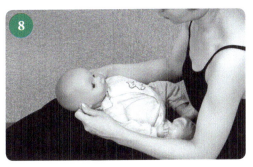

親指と他の4指で耳をはさみ、耳たぶ全体を揉みほぐします。

バランシングセラピーをやってみよう

肩・腕・おなか

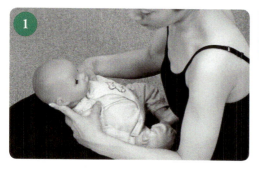

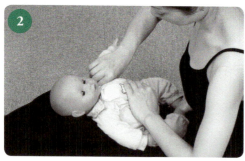

両腕を肩から指先に向けて撫で下げます。

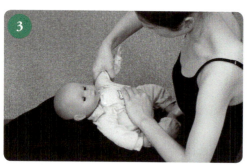

片手をおなかに置き、もう片方の手で赤ちゃんの腕全体を掴むようにして、上腕から肘、指先へと捻るような手順で撫で下げます。(2・3)

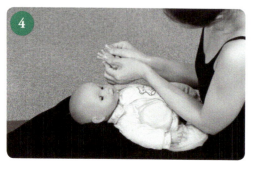

赤ちゃんの手のひらを広げ、指先に向かってストレッチさせます。

肩・腕・おなか

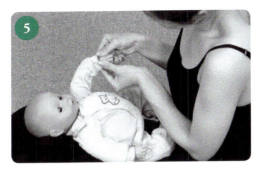

手の甲も同様に行います。

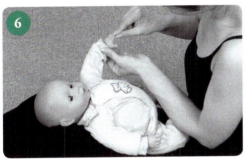

指は一本ずつ付け根から先に向かってマッサージしてください。

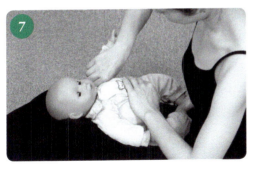

最初の手順に戻ります。肩から肘、指先まで撫で下げます。しっかりとした圧力を加えましょう。(7・8)

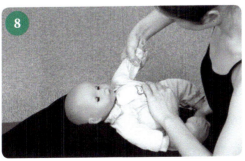

バランシングセラピーをやってみよう

✽✽✽✽✽✽✽✽✽✽✽✽✽✽✽✽✽✽✽✽✽✽✽✽✽

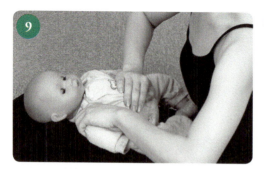

反対側も同様に繰り返します。

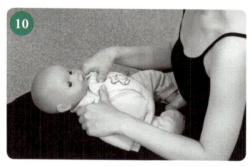

両手が終了したら、次は肩から指先に向かって、まずは気をつけの姿勢にします。
（10・11）

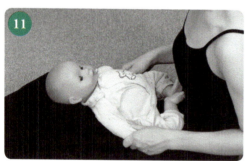

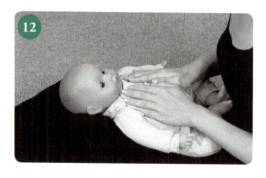

肩・腕・おなか

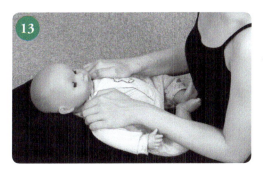

次に胸から両肩、指先に向かって、今度は胸全体をしっかり広げるように水平にストレッチします。(12・13・14)

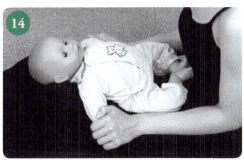

バランシングセラピーをやってみよう

背中と足

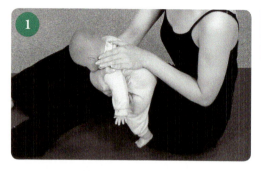

では次に、背面です。
ママの片足の上にまたぐような姿勢でうつ伏せにします。
ママの片手でかならず赤ちゃんの脇の下を支えましょう。

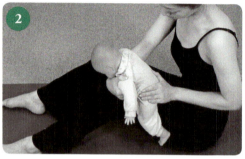

背面を片手で撫で下げます。

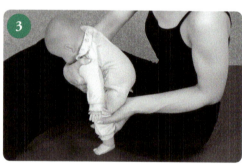

足先まで長いストロークをしましょう。

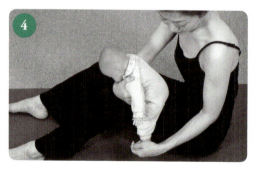

足の指先までしっかりと圧力を加えます。

背中と足

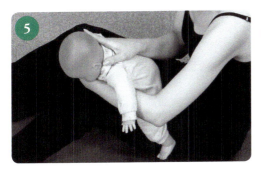

ママの手を持ち替えて、もう片方も同様に繰り返します。

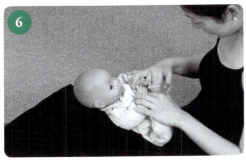

最後にママと向き合う姿勢に戻り、両手両足を持ち、左右にコロコロと揺りかごをして終了です。
赤ちゃんに話しかけ、目を合わせてお互いに楽しみましょう。

バランシングセラピーをやってみよう

ベビーマッサージとは？

Introduction to Baby Massage

　バランシングセラピーでは、洋服の上から撫でさするような手技が主流でしたが、ベビーマッサージができる時期にはダイナミックな動きと赤ちゃんの成長の方向に沿ったマッサージへとその手技を変化させます。表情も豊かになってきた赤ちゃんとのコミュニケーションを楽しみましょう。

ベビーマッサージに最適な時期

　胎児姿勢を常時とる時期を過ぎ、ストレッチが好きになり、首がすわりはじめた時期の赤ちゃんは、ベビーマッサージをおこなう時期がきたと判断します。この時期には、関節を動かすマッサージをおこなうことにより、筋肉の発達を促し関節の柔軟性を保ちながら均整のとれた姿勢ができるよう、よりよい成長を促すことができます。バランシングセラピーによりストレスから解放され、バランスのとれた姿勢から、さらに成長を促す方法として取り入れたり、ストレッチが好きになった時期からベビーマッサージのみおこなった場合にも、緊張し動きの悪い関節を改善し、ためこまれたストレスを開放するツールとして利用できます。

　生後１～２か月は個体差が激しく、１か月でストレッチが大好きな赤ちゃんもいれば、２か月に入ってもまだ胎児姿勢に戻ってしまう赤ちゃんもいます。どの赤ちゃんにも無理強いはしないでください。ベビーマッサージはあくまで、気持ち良さを提供しながら赤ちゃんの成長を促す、また、保護者と赤ちゃんの絆を深めるためのツールです。嫌がっている赤ちゃんを訓練するためではありません。そしてマッサージをしている側にとっても

118　第3章　バランシングセラピーとベビーマッサージ

楽しい時間になるはずのものです。

　赤ちゃんと一緒に楽しむことが大切なのです。

　ストレッチを好きになった月齢からマッサージを続けられる最適な月齢は、はいはいまでです。はいはいを始めると、赤ちゃんの興味は外部に向かいます。うつぶせにするとすぐにどこかに移動しようとするこの時期は、以前のようにゆっくりマッサージは受けてくれません。この時期は、全身マッサージは一時的に中止し、できるところをできるときにおこないます。

※ ベビーマッサージに使用するオイル

　ベビーマッサージを行う際、マッサージがしやすいようにオイルを塗布します。オイルを使う理由はふたつ。肌に栄養を与えて再生を促したり、死んだ細胞を取り除くことができること。それから、マッサージをするときに、皮膚への摩擦を少なくし、スムーズにすることです。

　キャリアオイルは、赤ちゃんの肌の質に合わせて選ぶことが大切です。ベビーマッサージに使用には以下のものが最適です。

● ホホバオイル
● ファーナスオイル
● ノイゼットオイル

　以上を肌の状態に合わせて、単品またはブレンドして使用します。事前にパッチテストを腕の内側でしておくと、より安心して使用できます（p.57参照）。

ベビーマッサージとは？　*119*

●オイルを使用するポイント

● 生後6週以前の赤ちゃんには、精油は使用しないこと。香りがよいからという理由だけで、精油をキャリアオイルに加えることは絶対にしないでください。(p.20、p.36、p.55 参照)

　赤ちゃんは生後すぐから嗅覚が非常に発達しています。産まれてすぐの赤ちゃんをお母さんの腹部に置いておくと、お母さんの乳頭に誰の手も借りずに自分で這って吸いつくことができます。その時の指標になるのがお母さんの自然な体臭です。ある実験では、お母さんの乳房のまわりに置いてあったパットと、使用していないパットを赤ちゃんの顔の近くに置くと、お母さんの香りのついたパットのほうに顔を向け、その方向に移動しようとした赤ちゃんが30人中22人いたという報告もあります[9]。精油の使用は必要な場合にのみにおこない、常用はしないようにしましょう。

● **基本的にはキャリアオイルのみの使用を考えてください。** キャリアオイルを皮膚に塗ることに抵抗がある方もいらっしゃいますが、皮膚をマッサージする際に、なめらかに滑ることにより過剰な皮膚摩擦を防ぐことができ、赤ちゃんも気持ちよくマッサージを受けることができます。

● ベビーマッサージに使用するオイルは、有機栽培無農薬植物油であり、化粧品法のもとに販売されているキャリアオイル(植物油)を推奨します。

　アロマセラピーの正しい知識のない方々が往々にして口にするのは、「食べられるから塗れる」という言葉ですが、これはまったく正しくありません。なぜなら「食べられる」といわれている油は「食品法」にあたる油であり、「塗れる」油は「化粧品法」にあたる油だからです。全く違う用途のためにこれらの油は分けられており、「化粧品法」は内容成分が表示され、消費者が内容を納得し了承して使用することを目的に作られています。

　塗布する油は必ず「化粧品法」に登録されているものをご使用ください。(p.34 ～ 39 も参照)

赤ちゃんの皮膚は大人よりも大変敏感です。また、細胞の再生が早いため、そのなめらかさと潤いを維持しています。過度に栄養価の高いキャリアオイルや香りづけなどは一切必要ありません。純粋で質の良いキャリアオイルがベビーマッサージをおこなう上で赤ちゃんには最適です。

症状のある皮膚のケア

- 乾燥がひどい場合には、ラウリン酸を50％以上含むココナッツオイルC12がおすすめです。お風呂上がりや、乾燥が気になった際にこまめに塗布することで、皮膚の状態を改善できます。
- 部分的に乾燥がひどい場合には、ココナッツオイルC12やヘーゼルナッツオイルを直接乾燥している部分に塗布するか、この2つのオイルをブレンドして全身マッサージに使用しても良いでしょう。
- かゆみのある皮膚には、キャリアオイルにハーブウォーターを適量混ぜてマッサージするのも良い方法です。炎症の有る場合はカモマイルウォーター、日焼けで発赤した肌にはラベンダーウォーター、おむつかぶれにはネロリウォーターがおすすめです。手のひらに少量取り、キャリアオイルも同量手の温かみで混ぜ合わせ肌に塗布します。ウォーターを少量加えることによって、キャリアオイルの吸収も早めることができます。ウォーターは精油とは違い、生後すぐから使用できます。使用量にも制限はありません。（ハーブウォーターについては、p.43 ～ 44、p.93 ～ 97参照）

ベビーマッサージクラスへようこそ！

　最近の研究により、マッサージは受けたほうのみならず、マッサージを施す側に対してもよい影響を与えることがわかってきました。ベビーマッサージを 15 分間おこなった母親はリラックスし、血圧は低下、心拍も低下し体温が上昇します。これは副交感神経が優位になり、皮膚表面の温度が上昇したことを示します。ベビーマッサージをおこなうことによって、「リラックス感」や「ストレスからの解放」が促され、育児不安を軽減させる方法として有効であることがあきらかになっています。[10]

　妊娠中そして産後の慣れない環境や自分自身の体の変化に伴うストレス下にある女性は、通常よりも多くのケアを必要とします。産後、およそ 8 割の女性が出産後の数日間にある程度のブルーな気分あるいは情緒不安定や苛立ちを経験します。また、産後うつ病と診断されるケースは出産後の女性の 15 ～ 20％で、精神科への入院が必要になるケースは出産後の女性の 1000 人に 1 ～ 2 人です。これらのことから、産後気分のムラや苛立ち、または不安を覚える女性は多いことが分かります。

　このような不安定な時期にこそ、同様な状況にある母親たちと気持ちを分かち合うことは、孤立せず前向きに過ごすことができるきっかけとなります。バランシングセラピーやベビーマッサージのクラスは赤ちゃんのためだけではなく、産後まだ頻回な授乳のため外出もままらないママたちが遠慮なく出掛けられて悩みを相談したり話し合える環境としても役立っているのです。

胎児と赤ちゃんの発達
Fetus and Baby Development

　ベビーマッサージをおこなう上で、赤ちゃんの成長発達の流れをおおまかに理解することは、赤ちゃんの成長や健康を増進するヒントを得る上で非常に重要になります。生まれる前の胎児と赤ちゃんの成長過程を見ていきましょう。

胎児の成長

　生命が誕生する前段階で、まだ細胞分裂が行われていたころ、外胚葉と呼ばれる細胞が分裂し、表皮および感覚器官を含めた全神経組織に発達します。このことが皮膚が第2の脳と呼ばれる所以です。皮膚を優しく触ることにより神経もなだめることができるのはそのためです。

　妊娠中から胎児は、子宮内でいろいろなものを感じています。五感と呼ばれる感覚器は発達を遂げる段階がさまざまですが、その中でも触覚は妊娠13週からすでに発達を始めています。無意識にお腹をさする妊婦をよく見かけますが、お母さんは無意識に子宮内の胎児を羊水を通じて撫でているのと同様の効果があるのです。羊水を伝った振動が胎児のデリケートな皮膚を優しく撫でています。タッチによる会話は、胎児が唯一理解する言語であり、外界とのコミュニケーションツールと言えるでしょう。

🌿 赤ちゃんの成長

　赤ちゃんは生後1年で、体重が出生時のほぼ3倍、身長が1.5倍に、そして脳の重さは生後6か月で2倍、1年で3倍に成長します。以下に月齢別の発達を挙げました。ベビーマッサージをしながら、赤ちゃんの成長も見守りましょう。（ここに挙げた項目はあくまで目安です。診断目的ではありませんので、不安なことがあれば医療者に相談しましょう）

📓 1か月

- 原始反射[※11]がみられ、秩序のない四肢の動きがみられます。
- わずかの間だけものを注視することができます。
- 手は握りしめたまま、覚醒時は多くの場合、胎児姿勢をとります。
- 仰向けでは姿勢は不安定です。
- うつぶせでは前のめりのような格好で臀部が頭部より高くなり、腕は支える役割を果たさず屈曲して後ろへ引き込んでいます。
- 激しく泣いていても、耳元で話かけられると泣き止むことがあります。

📓 2か月

- 目が合うと笑います。「うー」「あー」と声を出し始め、相手の調子に合わせてコミュニケーションをとり始めます。
- 中央を向くことができます。
- うつぶせでは前腕で少し体重を支えることができます。重心は胸の上部から臍のほうへ移動しています。
- 偶然触れた手や拳を吸ったり、視力の発達とともに視界に入った手を眺めたりすることで自分の体がどのようなものなのか、ボディーイメージ

が出来上がってきます。

この頃から赤ちゃんは世話をしてくれている人とのコミュニケーションをとるようになってきます。寝てばかりの1か月から、外界への刺激に敏感に反応するようになる時期です。赤ちゃんが覚醒しているときには、できるだけ話しかけ、触れ合うことで発達を促すことができます。

《発達促進のためのアドバイス》
● 横抱きする場合には、足の間に手を入れます。
● 何をしても泣きやまない場合には、お腹にガスが溜っていて苦しくて泣いている場合があります。そのような場合には左手を腕枕のようにして、右手を赤ちゃんの足の間から入れ、右掌で赤ちゃんのお腹を時計回りに優しくさすりながら、ほぼうつ伏せの格好をとらせます。これによってガスやゲップが出やすく、お腹も楽になります。
● 視線が中央で合うように、仰向けにし、頭を固定して両手を中央で合わせます。向き癖が強い場合は赤ちゃんの指を口角や唇に触れさせ、軽く押し付けるようにすると、顔がその方向へ動き、中央を向きやすくなります。特に向き癖の強い赤ちゃんには、視線がまっすぐ中央で合うよう体操すわりをし、赤ちゃんを太ももの上に乗せて膝の間に赤ちゃんの頭部がくるように固定し話しかけます。(p.110 1-2 参照)
● 子供が反り返る時には、前抱きにし、赤ちゃんの背中がお母さんの前面に沿って赤ちゃんの首がしっかり伸びる形にしながら抱き、お母さんの体を小刻みに揺らし、振動を与えると緊張がほぐれやすくなります。(p.166 参照)

3か月

● 舐めたい／見たい／触りたいという欲求が非常に強い時期です。

胎児と赤ちゃんの発達　125

- 首がすわります。
- 仰向けで姿勢が安定します。
- うつぶせでは肘で体重を支えることができ頭を持ち上げることができます。
- 視野を遮ると、反対に向きかえます。
- 手が開き、ものを掴むことができます。
- 掴んだものを口に持っていくことが時々できます。
- 動く人を追視したり、人の声のする方へ向きます。
- 仰向けの場合、両足を床から離すことができますが、足の裏を合わせることはできません。

　赤ちゃんは横隔膜による腹式呼吸が優位で鼻で主に呼吸をしています。うつぶせができると、背筋を使い腹筋をリラックスさせることで、腹腔や胸郭の容量が大きくなり、そこに横隔膜が下降し、呼吸量が大きくなります。呼吸量が大きくなると、血液中の酸素量が高まり、脳への酸素補給も十分できるため、赤ちゃんは鋭敏に周囲に反応するようになります。このことは、保護者と赤ちゃんのコミュニケーションの活発化にも繋がるでしょう。また、大きくなった腹腔では、消化管の蠕動が促進され、消化吸収を助けますし、ガス貯留による不快感も軽減でき、体重増加も期待できます。

《発達促進のためのアドバイス》
- うつぶせの練習を始めましょう‼　うつぶせで寝かせることとうつぶせの運動は違います。この時期の赤ちゃんにとってうつぶせ運動は背筋を鍛え、腹筋をリラックスさせて消化をよくし呼吸量を大きくするために非常に大切な運動です。

▍4 か月

- 仰向けで手で膝をさわることができます。

- 仰向けで足を床から持ち上げたまま両足を合わせることができれば、姿勢は安定します。
- ルーティング反射と吸てつ反射は生後4〜6か月の間に消失します。
- 手に近付けたおもちゃを正中線を越えて反対側まで移動させた時、おもちゃを追ってきた手が正中線を越えて反対側まで伸びるようになります。
- 腹這いで上体を持ち上げることができます。
- おもちゃを手で持ち眺める／舐めることができます。
- 人の声（特に聞き慣れた人の声）に振りむきます。

《発達促進のためのアドバイス》
- 肘で支えた寝返りが自力でできるようになる練習を始めましょう。これによって体重の移動が上手にできるようになります。

 ## 5〜6か月

- 寝返りを打つことができます。
- 足を高く持ち上げ、足先に触れることができるようになります。
- うつぶせでは、両肘を床から離して、体をそらせて飛行機のような格好をします。
- 人の顔つきをまねたり、缶をたたいて音が出るのを楽しむことが出来ます。
- 両手持ちの哺乳瓶を自分で持って飲むことが出来ます。
- 自分から人に声をかけて呼ぶことができます。
- 胸筋や腹筋を使ってお腹の底から大きな声を出せるようになり、ダ／パのような単音節の音が出るようになります。
- 見たものを手で掴み、モノを口に入れたり、舐めたり噛むための筋肉もバランスよく動くようになります。
- 原始反射が消失します。

胎児と赤ちゃんの発達

《発達促進のためのアドバイス》
- 仰向けで手足を一緒に持ち、背筋をまっすぐ保ちながら遊びましょう。
- 外出時は、前抱きにしていろいろなものが見られるようにすると、落ち着きます。

6～7か月

- おすわりができるようになります。
- 両手で足を持って舐めることができます。
- おむつを変えようとして仰向けにするとすぐに寝返ってしまいます。
- うつぶせでは、片方の肘と膝で支えて、もう一方の自由な手でおもちゃ遊びができます。
- お腹を床から持ち上げ、四つん這いになります。体を前後に揺すって、体重移動を練習している様子がよくみられます。
- おもちゃは指ではさんで持つことができるようになり、片手からもう一方の手へ持ち替えができるようになります。

7～8か月

- ずり這いで前進するようになります。
- 人見知りをするようになります。
- バイバイなど手を使う簡単なまねができるようになります。
- 歯が生え始めます。
- 哺乳瓶から自分で飲むことができます。

《発達促進のためのアドバイス》
- はいはいが出来ないまたは左右差がある赤ちゃんには、腹這いの回転運

動体操をしましょう。

9〜10か月

- 四つん這いできるようになります。
- 膝立ちになってもう片足を踏み出してつかまり立ちします。
- しっかり立てるようになると、お腹などで軽く何かによりかかるだけで両手を自由に使って立位で遊ぶことができます。
- 2つのものを一度に持てます。
- 名前を呼ばれると分かります。
- 小さなものがつまめるようになり、人差し指がモノをさすために独立して使われるようになります。
- コップから飲めるようになり、ラッパが吹けるようになります。
- 複雑な発声もできるようになります。

11〜13か月

- 伝え歩きをして移動します。
- つかまり立ちをしているうちに、独り立ちできるようになります。
- 「マンマ」「ママ」など意味のある言葉がでます。
- 大人の言葉を少し理解して行動することができます。
- 「メンメ（だめよ）」で制止が可能になります。
- 意識してモノを離すことができるようになると、「ちょうだい」といわれて手に持っているものを手渡したり、入れ物の中におもちゃを入れたりできるようになります。

このような発達を経て、「直立歩行」「道具を使う」「言葉を理解し話す」

という能力の基礎が出来上がります。発達は個体差がありますので、以上はあくまで参考としましょう。赤ちゃんに寄り添い見守りながら成長を促していきましょう！

抱くことは、「愛情のメッセージ」を伝えること

　1960年代に育児を経験した人たちは、当時育児のためのバイブルとされていた『スポック博士の育児書』を参考にしてたのは先述した通りです。赤ちゃんが泣いてもむやみに抱いて「甘やかさない」ことと提案するこの博士の言葉を科学的であると信じ、この方法で育児を行った人たちが今ではおばあちゃんたちになり、実家に帰って育児をする母親たちに勧めているのを目にすることがよくあります。

　「泣くことによって肺が強くなる」と実家の母親に言われ、泣き続ける我が子をどうにかなだめながら3時間の授乳間隔を守り、抱くことさえできないでパニックに陥っている、そんな状況を私は新生児訪問先で何度も目にしました。

　赤ちゃんにとって欲求を満たすためにできる唯一の行動は「泣く」ことです。赤ちゃんが泣いたときに、母親が速やかに対応しなかった場合には、赤ちゃんは泣いたりぐずったりしやすくなることも研究で明らかになっています。また、肺は出生時の第一呼吸ですでに十分肺として機能する強さを備えています。泣いても放っておかれることは、赤ちゃんに「自分が泣いても周囲は何もしてくれない」というメッセージを与え続けているのと同義です。逆に自分の行動に対してすぐに反応してもらえる赤ちゃんにとっては、「外界は友好的で愛情に満ちている過ごしやすい環境である」と映ることでしょう。

生後4、5か月たって、初めて、赤ちゃんは自分のすることが周囲に起こることと関係があると理解しはじめます。泣けばすぐに反応してもらえる周囲の環境におかれている赤ちゃんは、次第に自分の欲求と周囲の対応の速さについても理解しはじめます。逆に抱き上げてあやさず赤ちゃんの要求をはねつけていると、やがて赤ちゃんは自己防衛機能として、自分の感情を表に出さなくなってきます。つまり赤ちゃんが最も不安で動揺し一番誰かを必要としているときに、手を差し伸べる人を避けるようになってしまうのです。

　このような赤ちゃんが大人になってしまえば、また自分の子供も同じように扱うことでしょう。愛情深いタッチを受けてそれを周囲にも伝えていくのか、それとも誰も信頼できず冷たい関係を築いていくのかによって人生は大きく変わってしまいます。

　赤ちゃんが快適に過ごしているときには、穏やかな表情や笑顔が多くみられます。この時間が長くなればなるほど、周囲にとってもこの赤ちゃんの世話がよりたやすく感じ、より長く赤ちゃんとのコミュニケーションの時間を持つようになります。赤ちゃんからの良い反応はより良い周囲の反応へと繋がり、双方にとって快適に過ごせる時間が増え、よい循環が出来上がるのです。

胎児と赤ちゃんの発達　131

第4章
ベビーマッサージを
実践しよう
Let's Try Baby Massage

　ここまで、理論上の赤ちゃんについて学習してきました
が、実際に赤ちゃんに触れて、より健やかな赤ちゃんの発
達を促していきましょう。

　ここで大切なことは、赤ちゃんとコミュニケーションを
とりながら、赤ちゃんとともに楽しむことです。一方的に
おこなうのではなく、反応を見ながら赤ちゃんのしてほし
いこと（触れてほしい、授乳してほしい、抱いていてほし
い）を感じながらおこないましょう。

あわてないための準備と心がまえ
Preparations for Baby Massage

　さあ！赤ちゃんもいるし、ベビーマッサージの物品も揃えたし、あとは実践あるのみ!! と意気込んでいらっしゃる方のために、もう一度確認事項を挙げておきます。赤ちゃんを裸にする前に、しっかり確認し、準備万端に。そして何より大事なのはリラックスして赤ちゃんと一緒に楽しみましょう!!

ベビーマッサージの準備物品

- マッサージ用キャリアオイル（キャリアオイルの選び方は p.119 参照）
- オイルを入れる小皿
- バスタオル
- 取り替え用おむつ

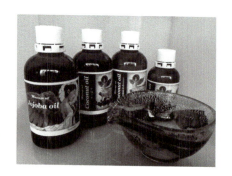

　一度に使用するキャリアオイルは、時期や肌の状態によりますが、おおむね 10ml 〜 15ml あれば十分です。使用分だけ小皿に取り、手を浸しながらマッサージに使用します。瓶のままだとマッサージ中に両手を赤ちゃんから離さなければならないので、小皿に移して片手でオイルを補充できるようにしましょう。

　使う量は、赤ちゃんの皮膚がオイ

ルで光るくらい。しっかり何度でも塗布しましょう。マッサージが終わるころには、オイルは全て肌に吸収してしまっているでしょうが、もし気になるようなら、マッサージ終了後タオルで拭き取ってください。

また、使用した小皿のオイルは瓶には絶対に戻さないでください。不純物が入り、残りの清潔なオイルも酸化させてしまう原因になります。

部屋の準備

香り

保護者と赤ちゃんがリラックスできるよう、精油をアロマランプでほのかに香らせてもよいでしょう。この場合の香りは、柑橘系やフローラル系がおすすめです。

精油は柑橘系としては、ビターオレンジ／スイートオレンジ／レモン／ベルガモット／マンダリン／グレープフルーツなど、フローラル系はローズウッド／イランイラン／ゼラニウム・エジプト／ラベンダー・アングスティフォリアなどがおすすめです。

照明

赤ちゃんは仰向けになりますので、目に直接蛍光灯などまぶしい明かりが入るのは、リラックスの妨げになります。間接照明やアロマランプなどの柔らかい照明のほうがよいでしょう。

温度

赤ちゃんは裸になりますので、夏であれば27度くらい、冬は28度くらいの温度設定で行います。マッサージをする人がTシャツを着て、暑くも寒くもない温度にしてください。

あわてないための準備と心がまえ　135

🌿 音楽

リラックスできる、落ち着いた静かな曲をかけてもよいでしょう。

🌿 マッサージをする人の準備

- 冬でも夏でもTシャツでおこないます。そうすることによって赤ちゃんの居る場所の温度を敏感に感じることができます。
- 動きやすい格好をしてください。
- キャリアオイルが付いてもかまわない洋服にしましょう。
- 赤ちゃんが途中で泣いたりして抱かなければならない場合があります。赤ちゃんの皮膚が触れても傷めてしまわないような繊維の服にしましょう。ウールなどはチクチクしてしまう場合があります。
- 清潔で温かい手で、爪が引っ掛からないようにしましょう。
- 引っかかるようなアクセサリーは取りましょう。

🌿 アドバイス&注意点

ベビーマッサージをおこなう上で、以下のことに気をつけましょう。

- 全身マッサージは、お風呂に入る前などに1日1回から始めましょう。部分マッサージはできるときに、できるところを何度なさっても構いません。いつでもいくらでもマッサージしてください。

  タッチは出生直後のようなソフトなものではなく、この時期はしっかりしたものに変えます。手のひら全体を使い力強くマッサージすることがポイントです。
- 赤ちゃんが慣れるまでは、できるだけお風呂の後など、決まった時間に行うことをお勧めします。赤ちゃんは1日を時間ではなくパターンで覚

136 第4章 ベビーマッサージを実践しよう

えています。同じような時間に同じようなことを行うことで、赤ちゃんが心待ちにする時間をインプットします。そうすることによって、赤ちゃんの生活時間のパターンができあがり、1日のリズムとなって過ごしやすくなってきます。「お風呂に入ってマッサージを受け、授乳されて寝付く」というリズムが出来上がりやすく、また、体温がマッサージによって上昇し、授乳中にやや下降することによって、赤ちゃんにとって入眠しやすい環境が整います。

● 赤ちゃんとあなたのリラックスできる空間を作りましょう。

● 時間がゆっくりと取れる時間帯を選び、室内は快適な温度にしてください。（ベビーマッサージ所要時間は約30分程度です）

● お腹が空き過ぎでもなく、満腹でもない時間帯が最適です。

● あまりにお腹が空いているようでしたら、少量飲ませ、落ちついてからマッサージを始めてください。そしてマッサージが終わってから、残りの授乳をしましょう。

● やわらかい敷物の上にタオルをおき、赤ちゃんを寝かせます。（予備のタオルとオムツもそばにおいておきましょう）

● 寝ている赤ちゃんをわざわざ起こしたりしないでください。マッサージをする側にとって都合のよい時間も大切ですが、同時に、必ず赤ちゃんにとって一番よい時間を選びましょう。

● 赤ちゃんが泣き始めたら、無理にマッサージはせず、抱き上げてなだめ、授乳するなり赤ちゃんが欲していることをしてあげてください。無理なマッサージは、赤ちゃんにとって「ベビーマッサージは楽しくない」というメッセージをインプットすることになります。楽しい時間だと認識するよう気持ちよく行ってあげてください。

● マッサージ終了後、消化ホルモンが分泌されるため、多くの赤ちゃんはお腹が空きます。十分飲ませてあげてください。

● マッサージは1日何回行っても構いません。全身マッサージの手順のままではなく、できるときにできるところをやるだけでも十分です。慣れるまではお風呂上がりなど、裸になっている間のほうが全身マッサージ

あわてないための準備と心がまえ 137

は行いやすいでしょう。

● お風呂上がりにマッサージした後のオイルは皮膚にほとんど吸収されます。オイルが気になる場合には軽くタオルで拭き取ってあげましょう。

● 夏など多湿な時期には汗とオイルでベタつく場合があります。このような場合には、お風呂に入る前にオイルでマッサージし、滑らないようにお風呂場で洗い流していただければ結構です。

マッサージしてはいけない場合

● 赤ちゃんがお腹が空いていたり、または満腹の時は避けましょう。

● 赤ちゃんが嫌がったり泣き始めたときは、無理に続けないでください。

● 赤ちゃんの皮膚に問題がある場合は、医師に相談してからにしましょう。

● 予防接種を受けた後は、48時間待って発熱などがなければ再開してください。ただし、注射部位へのマッサージは避けましょう。ツベルクリンなどの場合、その部位が炎症を起こしている間は、その部位へのマッサージは控えましょう。

マッサージを楽しみましょう

マッサージは楽しむことが基本です。

毎日同じ時間におこなわなければいけない、全身を手順通りでなければならないなど、「〜なければならない」ことは何もありません。ゆったりとした気持ちで、赤ちゃんと一緒の時間をお母さんも楽しむことが大切です。どちらにとってもストレスにならないよう工夫し、赤ちゃんとの絆をより深めるためにベビーマッサージをしてください。

話しかけるのも大切ですが、しっかり目と目でコンタクトを取り、タッチに愛情をこめていれば、言葉よりも確かに伝わりあうものがあるはずです。

ただの機械的なマッサージではなく、タッチひとつひとつの動きを通して赤ちゃんへの愛情を表現しましょう！

　赤ちゃんはママの状態をそのまま映す鏡です。リラックスした手でマッサージをすれば、赤ちゃんもリラックスします。マッサージは赤ちゃんとの愛情のキャッチボールです。リズムよく、一緒にダンスを楽しむようにおこなってみましょう。

ベビーマッサージ終了後

　ベビーマッサージが終了したら、しっかり水分補給をさせてください。マッサージにより消化促進ホルモンの分泌が活発になるため、赤ちゃんはお腹が空く場合が多いようです。充分に哺乳してあげましょう。

ベビーマッサージにチャレンジ！
Basic Steps of Baby Massage

　あなたの温かく愛情のこもった手で、しっかり触れ合い、赤ちゃんとのコミュニケーションを取りましょう。
　ここに挙げた手順ですべてをおこなう必要はありません。できる時にできるところから始めましょう。赤ちゃんと一緒に、楽しみながら、触れ合う時間を大切になさってください。

準備運動

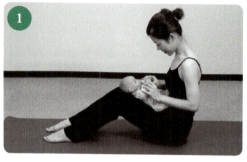

最初に準備運動です。洋服は着せたままでも構いません。太股の上に赤ちゃんを乗せ、視線を合わせます。

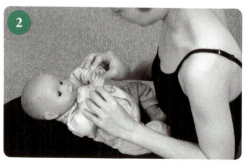

赤ちゃんの両手を合わせて手のひらを擦り合わせたりして遊びましょう。

第4章　ベビーマッサージを実践しよう

準備運動

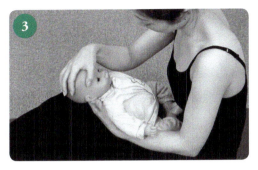

片手で首を支え、もう片方の手のひら全体を使って丸く赤ちゃんの頭全体を撫で回します。

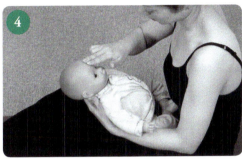

額の中心から眉毛の上を側頭に向かってくるくると円を描くように指先で撫でます。

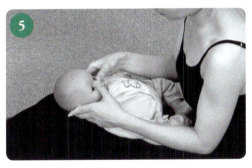

両親指で鼻の付け根から尾翼を広げるように撫で下げます。

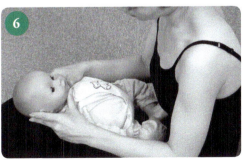

顎の中心から左右の顎の骨に向けて親指でストレッチします。

ベビーマッサージにチャレンジ！ 141

✳✳✳✳✳✳✳✳✳✳✳✳✳✳✳✳✳✳✳✳✳✳✳✳✳✳

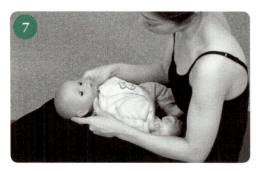

顎の下も少しストレッチさせて、首のシワになった部分が赤くなっていないか確認しましょう。

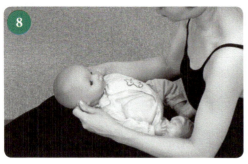

親指と他の4指で耳をはさみ、耳たぶ全体を揉みほぐします。
ここまではバランシングセラピーの〈顔と頭〉1〜8（p.110・111）と同じです。

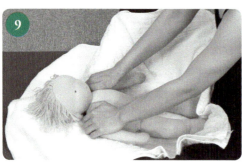

両肩から指先までまっすぐ撫で下げます。（9・10）

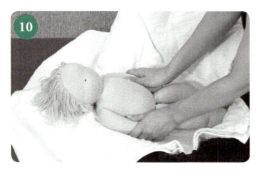

準備運動

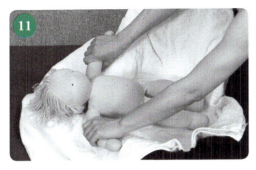

次は腕を一直線にストレッチです。

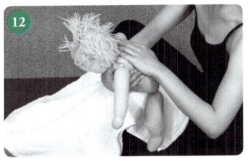

立膝をして、赤ちゃんをその上にまたがせるように置き、片手は必ず脇下を支えます。

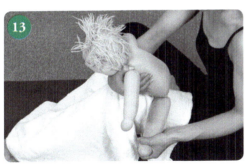

背面から足先まで長いストロークをします。

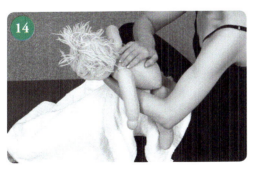

支える手を替え、もう片足も同様に行います。

ベビーマッサージにチャレンジ！

✳︎

首がすわっている場合の準備運動

首がすわっている場合のみ、続けて以下を行います。

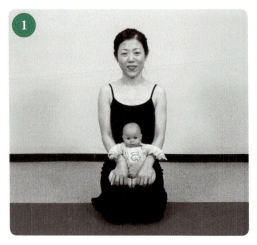

ママは正座になり、赤ちゃんを同方向に向けあぐらをかかせます。脇の下から手を入れ、足首を持ち足の裏を合わせてから、かかとをおなかにくっつけ、赤ちゃんをやや前傾姿勢にします。このとき**かならずママの手を脇の下から入れて赤ちゃんの足首を持ちましょう！**　足首だけを持つと、赤ちゃんを逆さづりにしてしまいます。

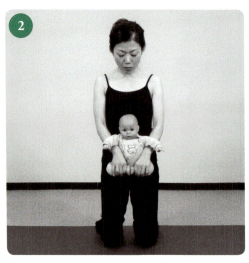

ママは立膝になり、まずは中央で赤ちゃんを支えます。

準備運動

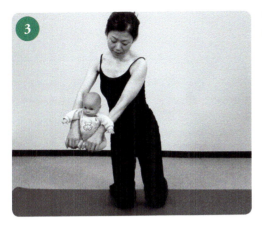

では、左右どちらからでも構いません。

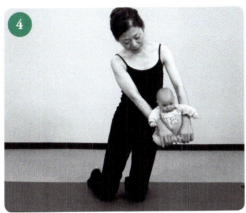

ゆっくり左右にブランコしましょう。

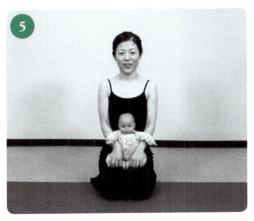

元の位置に戻ります。

腕と手

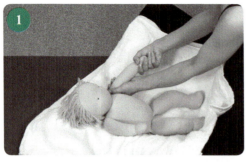

では、オイルを使って全身マッサージを始めましょう！
まずは、洋服を脱がせます。
ママは楽な姿勢を取り、あぐらの上にタオルを敷き、赤ちゃんにタップリとオイルを全身になじませます。
そして、まずは片手から両手で交互に肩から指先にむけて撫で下げます。(1・2)

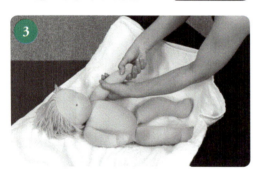

次は肘から下も同様に撫で下げます。

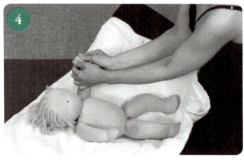

手のひらを広げ、指先まで丁寧に伸ばしましょう。

腕と手

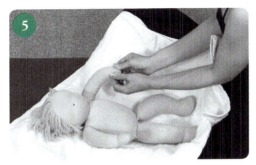

手の甲も同様にします。

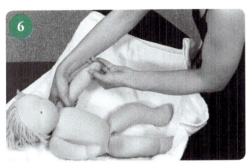

もう一度、肩から指先まで長いストロークを繰り返します。もう一方の手も、1～6を同時に繰り返します。

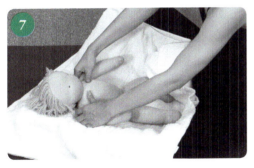

両手がそれぞれマッサージできたら、準備運動と同様に、肩から指先までしっかりと撫で下げます。(7・8)

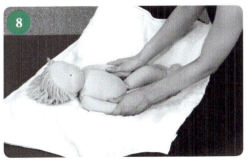

✳︎

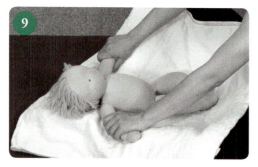

次は肩から横にストレッチです。

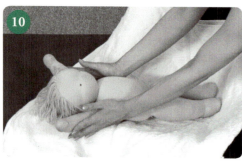

そして、脇下から伸びをするように上方にストレッチさせましょう。

おなかと胸

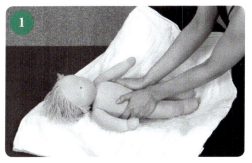

次はおなかです。
たっぷりオイルを付け、まずは両手でおなか全体を包み、プルプルと左右に揺らしましょう。

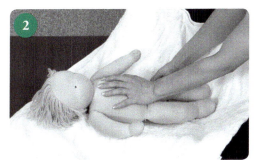

手の力を抜き、片手をおなかに乗せて、ゼリーのようにおなか全体を揺らします。

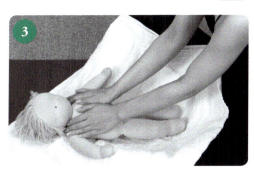

両手でおなかから胸、そして肩を通って指先まで撫で下げます。(3・4)

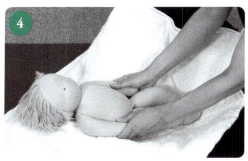

✳✳✳✳✳✳✳✳✳✳✳✳✳✳✳✳✳✳✳✳✳✳✳✳✳✳

脚

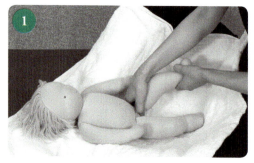

次は脚です。
たっぷりとオイルを付け直し、片足から始めます

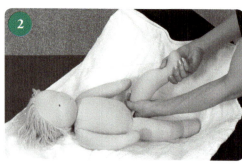

太股から足先まで両手で交互に撫で下げます。手のひら全体を使ってください。

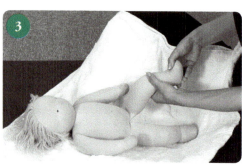

膝から下も同様に両手で撫で下げます。

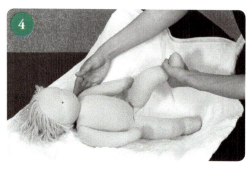

内側の手で足首を持ち、片足を揺らします。

脚

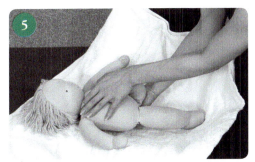

赤ちゃんの脚の力が抜けたら、足首をおへそに持って行きそこで保持し、もう一方の手でお尻のうしろを円を描くように撫でます。

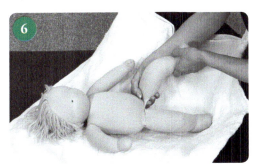

脚を元に戻し、全体のストロークに戻ります。

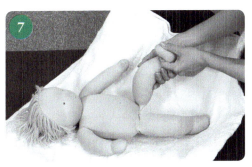

内側の手で足首を持ち、足の裏を反らせてふくらはぎをもう片方の手で揉みましょう。

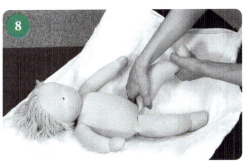

再度、全体に戻ります。もう片方の脚も同様の手順を繰り返します。

✳︎

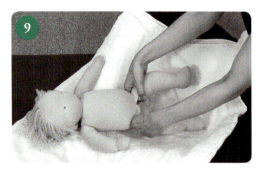

次に、両手で両脚を撫で下げます。

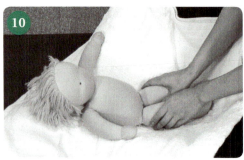

赤ちゃんの力が抜けていれば、太股から足首まで真っ直ぐと撫で下ろします。（10・11）

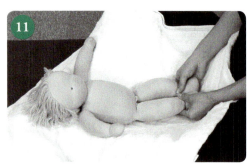

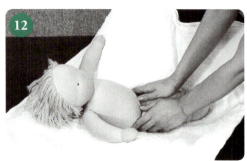

膝の位置で両手を合わせ、赤ちゃんの脚全体を使って背骨から足首の方向に上下にゆっくりと揺すります。

脚

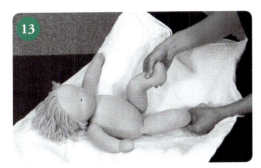

足首を持って、自転車こぎです。

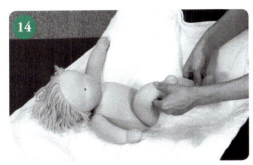

リズムよく、赤ちゃんの顔を見て話しかけながら行うことによって、赤ちゃんが顎を引き、背骨が真っ直ぐになる姿勢をとらせます。

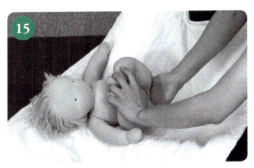

オムツ替えの姿勢をとらせて、仙骨の部分を円を描くようにマッサージします。

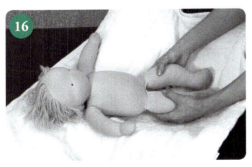

足全体を再度撫で下げます。

✳︎

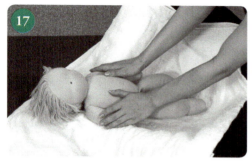

これで前面が終わりです。

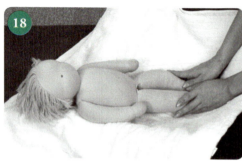

胸から足先までゆっくりと長いストロークをしてあげてください。

背中

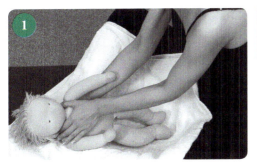

では、次に胸の前に手を当て、もう片方の手を背中に置いて、ゆっくりと腹ばいの姿勢にさせましょう。(1・2)

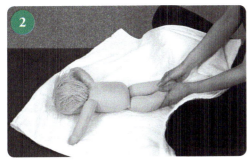

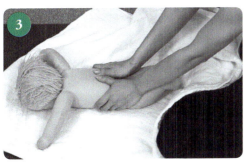

では、赤ちゃんの背面にも全体にたっぷりとオイルを塗ります。

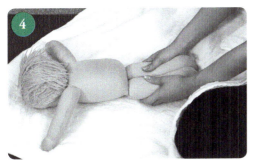

まずは足首から。
親指を使ってすこしずつ円を描きながら太股まで上がっていきます。このとき、膝裏が赤くただれたりしていないか注意しましょう。

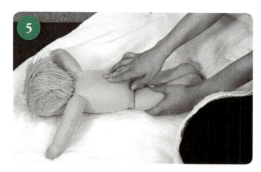

仙骨のところにオイルをつけ、円を描きます。

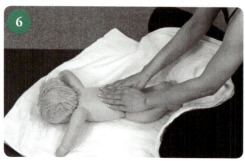

両手を揃えて、仙骨から肩まで勢いよく撫で上げます。(6・7)
5・6・7の手順を2〜3回くり返します。

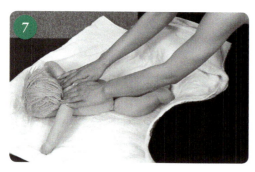

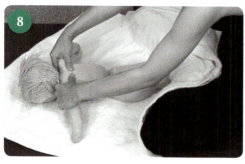

首がすわっている赤ちゃんのみのマッサージです。(8・9)
首がすわっていない赤ちゃんは、手順12へスキップします。

肩の前に手を回し、肩甲骨を絞るような形で赤ちゃんの両手を、身体に沿って撫で下げ、

✳︎

背中

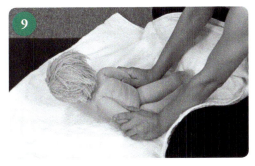

（つづき）上体を反らせます。このとき、腕だけを引っ張り上げたりしないようにしましょう。上半身全体を反らせるのが目的です。
8・9の手順をくり返し、お腹だけで上体を支えた飛行機のような姿勢を保持させます。

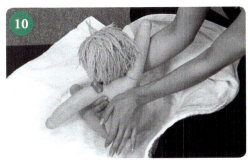

両脇を持ち、抱き上げてお座りの姿勢にします。
足はあぐらをかいた格好にします。

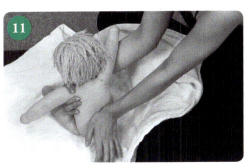

脇の下を片手で支え、もう片方の親指の付け根を使い、背骨を下に撫で下げます。

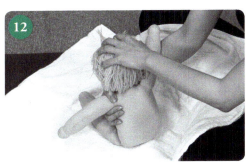

これで全身マッサージ終了です！よくできました!! 頭を撫でてあげましょう。

ベビーマッサージにチャレンジ！ 157

✳✳✳✳✳✳✳✳✳✳✳✳✳✳✳✳✳✳✳✳✳✳✳✳✳✳✳

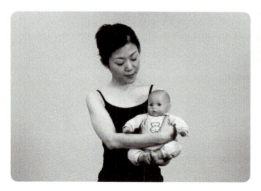

終わり

ご苦労様でした。では、洋服を着せてあげてください。

第5章
ママのための
簡単エクササイズ

Postpartum Exercise

　妊娠、出産、育児とめまぐるしく過ぎていく日々の中で、家事や育児に追われてしまい、自分のケアがおざなりになってしまうママたちのためのエクササイズです。この章では、いつものように自分以外のものに時間を割いてしまう生活を見直すために、ちょっと立ち止まり、自分を見つめなおす大切な時にするためのエクササイズを紹介します。

　健康な赤ちゃんは健康なママから始まります！さあ、始めましょう‼

赤ちゃんと一緒にエクササイズ
Exercise Demonstration

　授乳や赤ちゃんを抱く時間が1日の大半を占めるようになるこの時期。それは言い換えれば、それらの姿勢でいる時間が長くなることを指します。産後、姿勢に気をつけ、簡単なエクササイズをするだけで、身体と心のケアが同時にできます。赤ちゃんと一緒にエクササイズを楽しみましょう。

背筋のストレッチ

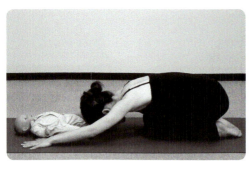

まず正座になり、お尻はかかとにつけたままできるだけ遠くにストレッチします。
肩甲骨をゆるめましょう。

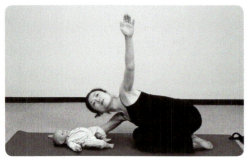

次に片手はそのまま床の上、もう片方の手を天井に向けて上半身をねじりましょう。
できるだけ天井を見るようにし、そのまま1～2回呼吸し、元に戻り反対も同様にします。

✱✱✱✱✱✱✱✱✱✱✱✱✱✱✱✱✱✱✱✱✱✱✱✱✱✱✱✱

背筋と胸筋

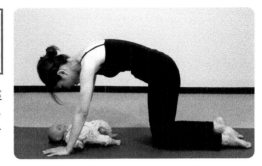

手の位置は替えず、四つん這いの姿勢になり、まずはゆっくりと息を吐きながらおへそのほうをみます。

ゆっくりと息を吸いながら背筋を収縮させ、顔を真っ直ぐ前方に向けます。
ゆっくりと2〜3回くり返しましょう。

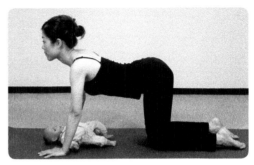

手足と背骨のストレッチ

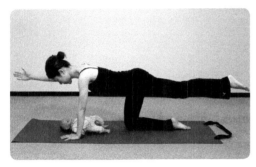

右手と左足を身体に一直線になるようにストレッチします。この姿勢で5秒程度保持します。呼吸は止めないようにしましょう。

反対側も同様に。呼吸を吸いながらストレッチ、吐きながら元に戻しましょう。

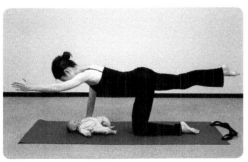

赤ちゃんと一緒にエクササイズ

✳︎

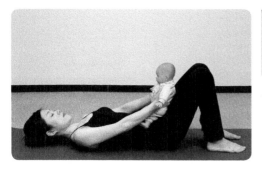

大腿と腹筋のストレッチと臀部の収縮

仰向けになり、赤ちゃんを両手で安定させ、息を吸いながらお尻を持ち上げます。

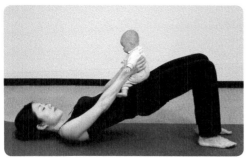

引き上げたまま、一呼吸し、吐きながら元に戻ります。2〜3回繰り返しましょう。

腹筋と胸筋

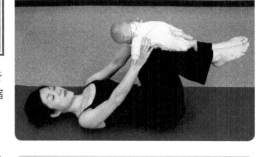

赤ちゃんを膝の上に乗せ、息を吐きながら腹筋と胸筋を収縮させ、赤ちゃんに近づきます。

そのままの姿勢で2〜3回呼吸し、ゆっくりと元に戻ります。2〜3回くり返しましょう。

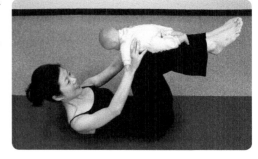

✳︎

ウエスト

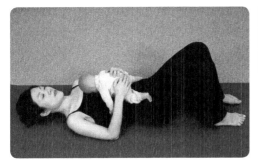

赤ちゃんをおなかに乗せ、呼吸を整えます。

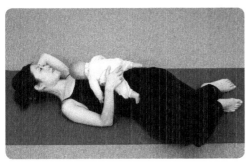

片手を頭の後ろに回し、息を吐きながら回した手の反対側に膝を倒します。

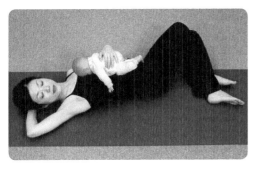

中央に息を吸いながら戻し、手を替え、反対側も同様に行います。
何度かくり返しましょう。

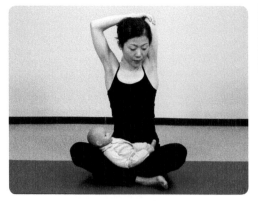

腕から脇のストレッチ

あぐらの姿勢をとり、赤ちゃんは脚の上に寝かせて置きます。

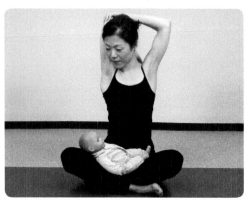

頭上で肘を折り曲げ、もう片方の手で肘を引き、上腕から脇にかけてストレッチします。

胸筋のストレッチと背筋の収縮

両側の肩甲骨をお互いにくっつけるように意識し、胸筋をストレッチします。

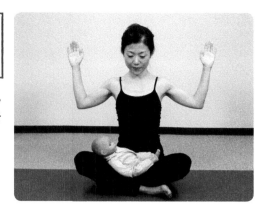

✳︎

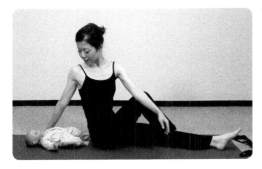

上半身のストレッチ

赤ちゃんをサイドに置き、そちらに近い脚をもう片方にクロスさせ、できるだけ赤ちゃん側を見るように上半身をツイストさせます。

反対側も同様に。息を吸いながらねじり、そのまま一呼吸し、息を吐きながら元に戻します。

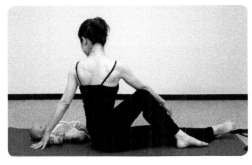

骨盤調整と背中から首のストレッチ

足を腰幅に広げ、お座りをさせた赤ちゃんの足首を持ち、お座りの姿勢のまま持ち上げます。

息を吐きながらサイドに赤ちゃんを移動させます。ゆっくりとしたリズムで行いましょう。

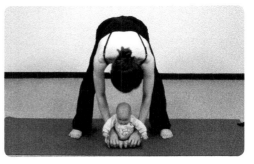

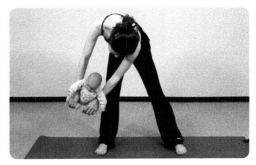

赤ちゃんと一緒にエクササイズ *165*

✳︎

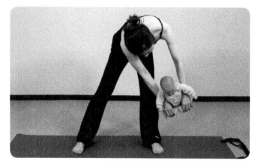

中央に戻し、反対側も同様に行います。赤ちゃんの重さを利用し、背骨から首、ウエストサイドがストレッチされるのを意識しましょう。

赤ちゃんの抱き方

背中を反らして抱きにくい赤ちゃんは、このように背骨をお母さん側にし、前方を向かせてあぐらのような姿勢で抱きます。片手を足首に、片手は脇の下に回し、安定させるとよいでしょう。

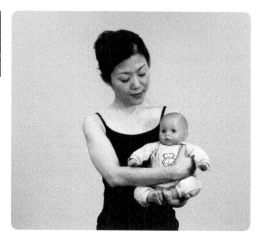

註釈
Notes

※ 1　　Corpus Hippocraticum

※ 2　　L.Emmett Halt　The Care and Feeding of Children

※ 3　　『パワー・オブ・タッチ』p.35 より。Phyllis K. Davis 著・メディカ出版刊・2003 年

※ 4　　マイアミタッチリサーチ研究所ホームページ（http://www6.miami.edu/touch-research/）より

※ 5　　『Pediatrics』Vol.77 No5。Tiffany M.Field, May 1986:654-658

※ 6　　『Pre and Perenatal Psychology Journal』, Tiffany M.Field, 1996; 11:75-80

※ 7　　『助産学講座 3　基礎助産学［3］母子の健康科学』p.155 ～ 156 より。我部山キヨ子、武谷雄二編・医学
　　　　書院刊・1991 年

※ 8　　『aromatopia』No.39（2000）p31,32。重度重複障害児に対するアロマトリートメント

※ 9　　Lancet.1994 Oct 8;344（8928）:989-90
　　　　Does the newborn baby find the nipple by smell?　Varendi H, Porter RH, Winberg J.

※ 10　ベビーマッサージの効果とその重要性　『aromatopia』No.74（2006）P11

※ 11　原始反射とは、赤ちゃんに生まれつき備わっている反射の行動。歩行反射・モロー反射・把握反射・吸
　　　　てつ反射・ルーティング反射・瞬目反射を指す。

167

Appendix
アロマセラピー＆
ベビーマッサージの
よくある質問

Frequently Asked Questions
about Aromatherapy & Baby Massage

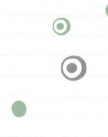

Q アロマセラピーはとても興味があるのですが、実際赤ちゃんに使うのは少し勇気がいります。おすすめの方法はありますか？

A アロマセラピーといっても、精油を使用するばかりではありません。安全に使用するためには、まずはハーブウォーターから試してみることをおすすめします（p.92〜93参照）。お風呂に入れたり、スプレーに入れてローションとして使用したりできます。乾燥肌であれば、ご自分でクリームを作って塗布してみましょう。（p.65〜69参照）心配な方は、まず自分に使用してみてください。

Q ベビーマッサージの時間はどのくらいが適切ですか？

A ベビーマッサージを初めておこなうときには、とくに月齢が若い赤ちゃんほど、短時間しかできない場合が多くあります。長時間する必要はありませんし、手技にとらわれる必要もありません。お互いに楽しみながら、できる時にできる場所におこないましょう。慣れてくれば、全身で20〜30分程度でおこなうことができます。

Q マッサージのコツはありますか？

A まずは楽しむことが大切です。そして、いつも同じ時間帯にすることによって赤ちゃんの生活リズムを作る助けになります。
また、赤ちゃんは重力のかかった生活はしていないので、歩くようになるまでは、中心から末梢に向かって、成長の方向に向かってマッサージしてあげてください。
マッサージは必ず左右対称に、表をおこなえば裏もといったふうにバランスをとりながら行います。最後は頭から足に向かってゆっくりと撫で下げて終了しましょう。これにより落ち着きます。

Q オイルの使用がどうしても嫌なのですが？

A オイルを使うことによって滑りがよくなるので、赤ちゃん自身も気持ち良さが増します。ただし、必ず使用しなければいけないことはありません。洋服の上から、何もつけずにマッサージしてもよいですし、お風呂に入った時に、石鹸を使ってマッサージしてもよいでしょう。（ただしこの場合は片手は必ず石鹸を洗い流し、しっかり滑らず支えられるようにしておきましょう）

Q どのくらいの圧力をかければよいでしょうか？

A 赤ちゃんの皮膚の色が変わるくらいの圧力です。掌全部を使ってしっかり握ってマッサージします。

Q マッサージ終了後、オイルは拭き取ったほうがいいのでしょうか？

A マッサージが終了するころには、オイルは皮膚に吸収されていますので拭き取るほど残っていないのが通常です。しかし、気になるようであれば、タオルで軽く拭き取りましょう。

Appendix

購入のための tips

この本でご紹介したアロマセラピー商品・ハーブティーなどは以下のサイトにてご購入いただけます。また、ベビーマッサージインストラクターコース・バランシングセラピー®インストラクターコース・アロマセラピートリートメントコースにご興味のあるかたは、お気軽にお問い合わせください。

アクエリエル京都
http://www.aquariel.com
T/F:075-406-1320

文献目録

『a secure base』（BowlbyJohn, 1988, basic books）

『Secrets of Bach Flower Remedies』（Jeremy Harwood,2001 Dorling Kindersley Limited）

『maternity massage』（connie a cox, 1994, stress less publishing, inc）

『mother massage』（elaine stillermanLMT, 1992, dell publishing）

『Aromatherapy for Mother and Baby』（Allison England, 1993, Vermilion）

『loving hands the traditional art of baby massage』（leboyer frederick, 1976, knopf）

『The Scientification of Love』（OdentMichael, 1999, Free Association Books Limited）

『The Secret Life of the Unborn Child』（Thomas VernyM.D, 1988, Dell Publishing）

『聖なる香り』サトル・アロマセラピー（パトリシア・デービス、1997、ノーベル書房）

『ジャン・バルネ博士の植物＝芳香療法』（ジャン・バルネ, 1988, フレグランスジャーナル社）

『ハイドロゾル』（スーザン・カティ, フレグランスジャーナル社）

『出生前の"ワタシを見て！"』（スチュアート・キャンベル, 2004, 産調出版）

『赤ちゃんには世界がどう見えるか』（ダフニ・マウラ他, 草思社）

『ホリスティックセラピー』（ディートリッヒ・ギュンベル, フレグランスジャーナル社）

『ケモタイプ精油事典』（ナード・アロマセラピー協会, 2003, Nard Japan）

『ハーブウォーターハンドブック』（ナード・ジャパン, Nard Japan）

『アロマセラピー事典』（パトリシア・デイビス, 2000, フレグランスジャーナル社）

『パワー・オブ・タッチ』（フィリス・K・デイビス, メディカ出版）

『WHO勧告にみる望ましい周産期ケアとその根拠』（マースデン・ワーグナー, 2002, メディカ出版）

『子どもの姿勢運動発達』（家森百合子ほか, 1985, ミルネヴァ書房）

『新訂　目で見るからだのメカニズム』（堺章, 2002, 医学書院）

『リンパ浮腫　セルフケア支援』（作田裕美, 2009, 日総研出版）

『新生児の呼吸生理と特徴』（仁志田博司, 1994, 東京：医学書院）

『産褥・新生児・乳幼児の生理と病態』（青木康子ほか, 2003, 日本看護協会出版会）

『アロマセラピーの科学』（鳥居鎮夫, 朝倉書店）